ÉTUDE CLINIQUE SUR 25 OBSERVATIONS NOUVELLES

DE

PROSTATECTOMIE PÉRINÉALE

Résultats éloignés de 25 prostatectomies anciennes

PAR

Le Dr Maurice PIOLLENC

LYON

IMPRIMERIE R. SCHNEIDER

Anc^{ne} Schneider Frères

Quai de l'Hôpital, 9

1906

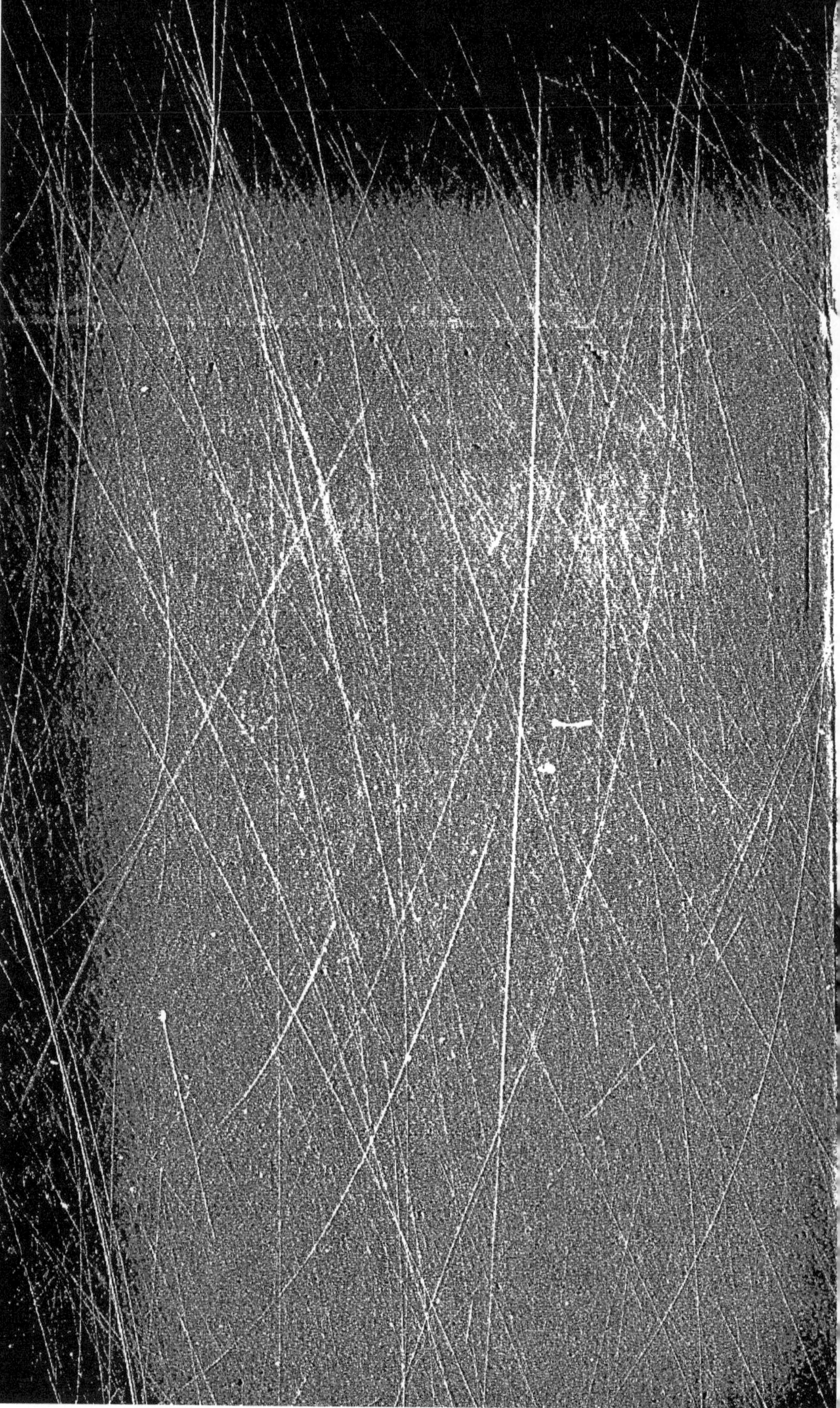

DE

PROSTATECTOMIE PÉRINÉALE

Résultats éloignés de 25 prostatectomies anciennes

DE

PROSTATECTOMIE PÉRINÉALE

Résultats éloignés de 25 prostatectomies anciennes

PAR

Le Dr Maurice PIOLLENC

LYON
IMPRIMERIE R. SCHNEIDER
Anc¹ Schneider Frères
Quai de l'Hôpital, 9

1906

AVANT-PROPOS

C'est à M. le Dr Rafin que je dois le sujet de ma thèse ; il m'a aidé de ses conseils et m'a guidé dans la rédaction de ce travail. Je lui adresse ici l'hommage de ma vive reconnaissance.

Je ne saurais oublier, non plus, les deux années d'externat passées à l'hôpital Saint-Joseph et je profite de cette occasion pour remercier les maîtres que j'y ai trouvés :

MM. les Drs Clément, médecin en chef,
        Gouilloud, chirurgien en chef,
        Rafin, chirurgien adjoint,
        Chabalier, médecin adjoint.

Je remercie M. le professeur Maurice Pollosson de l'honneur qu'il me fait en acceptant la présidence de ma thèse.

C'est à mon père et à ma mère que je dédie ce travail en témoignage de mon affection.

M. P.

ÉTUDE CLINIQUE SUR 25 OBSERVATIONS NOUVELLES

DE

PROSTATECTOMIE PÉRINÉALE

Résultats éloignés de 25 prostatectomies anciennes

INTRODUCTION

Au mois de mars 1904, Faÿsse, dans sa thèse inspirée par M. Rafin, faisait paraître vingt-cinq observations de prostatectomie périnéale. Depuis cette publication, les travaux sur cette question toujours à l'ordre du jour, se sont multipliés. Citons du côté des Français : le livre de Proust; les rapports d'Escat et de Proust au Congrès d'urologie de 1904 et la discussion qui suivit à laquelle prirent part Hartmann, Pauchet, P. Delbet, Rafin, Verhoogen, Hamonic, Malherbe, Loumeau, Heresco, Legueu, Albarran, Le Fûr, Nicolich.

En 1905, la question revient devant l'Association française d'urologie et divers orateurs prennent la parole : Motz et Perarneau, Proust, Pauchet (qui apporte une statistique de 53 cas), Loumeau, Desnos, Cathelin, Rafin, André, Freudenberg, Nicolich.

Citons encore les publications de Loumeau[1], de Pousson[2], d'André[3]. A Lyon, les travaux de M. Rochet[4] et la thèse de son élève Charrasse[5]; ceux de MM. Gayet[6], Delore[7] et Cotte.

Du côté des étrangers, nous citerons les travaux de Nicolich[8] (de Trieste) sur le traitement des prostatiques en rétention d'urine incomplète avec distension; du professeur Gardini[9] et de Ravasini[10] en Italie; de Whiteside[11], en Amérique. Barker, Watson, Young, White, etc., etc.

Mais, dans ces deux dernières années, la prostatectomie sus-pubienne a fait de grands progrès. Il n'est donc pas sans intérêt, au moment où beaucoup de chirurgiens hésitent encore à fixer leur choix sur l'un ou l'autre de ces deux procédés, de publier vingt-cinq observations nouvelles de prostatectomies périnéales

---

[1] Loumeau. *Ann. mal. org. gén.-urin.*, octobre 1906.

[2] Pousson. *Sur l'extirpation de la prostate hypertrophiée.* Soc. de chirurgie, juin 1904.

[3] André. *De la prostatectomie secondaire à la cystostomie.*

[4] Rochet. *Fistules urétro-rectales consécutives à la prostatectomie périnéale.*

[5] Charrasse. *Indications réciproques du cathétérisme et de l'intervention chirurgicale dans l'hypertrophie prostatique.* Thèse Lyon, 1905.

[6] Gayet. *Prostatectomie.* In *Lyon médical*, 1905.

[7] Delore et Cotte. *Prostatectomie transvésicale.* In *Lyon médical*, 1905.

[8] Nicolich (de Trieste). *Ann. des mal. des org. urin.*, 1er mai 1905.

[9] Gardini. *Societa medico-chirurgicale di Bologna*, novembre 1904.

[10] Ravasini. *Prostatectomia totale transvesicale de l'ipertrofia secondo Freyer.*

[11] Whiteside. *American Journal of Urology*. août 1905.

que nous devons à l'obligeance de M. Rafin, et, d'apporter ainsi de nouveaux faits à l'étude de cette question.

Nous avons de plus chercher à recueillir tous les renseignements possibles sur les malades dont les observations avaient été publiées dans la thèse de Faÿsse, et dont les opérations remontent, pour quelques-uns d'entre eux, à plus de trois années. Ces résultats éloignés seront placés à la fin de notre travail, de sorte que celui-ci pourra être divisé en deux parties :

Première partie : vingt-cinq observations nouvelles.

Deuxième partie : résultats éloignés des vingt-cinq prostatectomies anciennes.

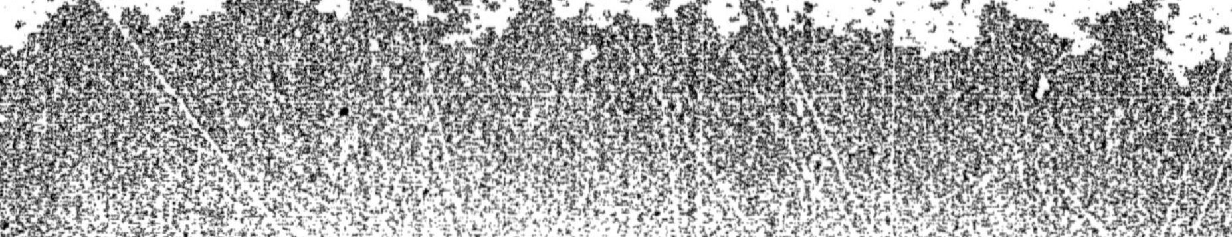

CHAPITRE PREMIER

OBSERVATIONS DE LA DEUXIÈME SÉRIE DE VINGT-CINQ MALADES OPÉRÉS PAR M. RAFIN

Nous conserverons, pour nos observations, la classification admise dans la thèse de Faÿsse, c'est-à-dire que nous les diviserons en trois groupes. Il nous paraît indiqué cependant d'en ajouter un quatrième pour les cancers latents de la prostate. Un certain nombre de malades, en effet, étaient atteints de dysurie ayant absolument la physionomie clinique de la dysurie due à l'hypertrophie simple. Ils ont été opérés, non point dans le but d'enlever un cancer, mais pour combattre cette dysurie. Les résultats sont généralement mauvais et méritent d'être étudiés à part.

Nous aurons donc la classification suivante :

1er GROUPE. — *Rétentions récentes complètes ou incomplètes avec symptômes dysuriques antérieurs* (6 observations).

2e GROUPE. — *Rétentions complètes chroniques* (5 observations).

3e GROUPE. — *Rétentions incomplètes chroniques* (12 observations).

4e GROUPE. — *Cancers latents de la prostate* (2 observations).

Observation I (26e prostatectomie) [2].

Résumé : Hypertrophie de la prostate. — Dysurie chronique suivie
de rétention brusque. — État général grave. — Distension vésicale. — Amélioration par le cathétérisme. — Rétention incomplète. — Prostatectomie périnéale. — Résidu variant de 75 à
225 grammes. — État général excellent.

B..., 73 ans, teinturier, demeurant à Condrieu (Rhône),
entre à l'hôpital Saint-Joseph, le 13 janvier 1904, envoyé par
le Dr Ch. Reboul.

Antécédents généraux : Rien à signaler.

Antécédents spéciaux : Blennorragie à 33 ans. Nie la syphilis
et l'alcoolisme. Jamais de colique néphrétique. Jamais de
graviers dans ses urines.

Début de la maladie : Il y a six mois environ. A cette
époque, les mictions deviennent très fréquentes (7 8 pendant
le jour, autant la nuit). Le jet retombait sans force, les mictions étaient très prolongées. Jamais d'incontinence nocturne. Toutefois, depuis deux ans, le malade se lève la nuit
et a 3-4 mictions par nuit.

Jamais de crise de rétention aiguë avant celle qui l'amène
à l'hôpital. Celle-ci daterait du 4 ou 5 janvier 1904. Un mé-

---

[1] On trouvera page 88, après les observations, des tableaux permettant de les parcourir rapidement et dans leur ensemble.

[2] La classification mise entre parenthèses indique l'ordre chro-
nologique des opérations.

decin appelé pratiqua trois cathétérismes qui ont amené : les deux premiers 1 litre d'urine ; le troisième 1 lit. 1/2. Il entre alors à l'hôpital.

État actuel. — *Mictions* : Fréquence : urine par regorgement. Douleur : ne souffre pas.

Urine : Trouble, de réaction acide. Gros disque d'albumine. Pas de sucre. Pas d'hématurie franche.

Cependant, ces derniers jours, l'urine, au dire de son médecin, était légèrement teintée de sang.

Urètre : Une Nélaton 16 passe assez facilement.

Vessie : Remonte à un ou deux travers de doigt au-dessus de l'ombilic.

Capacité : 1,000 grammes.

Prostate : Grosse, lisse, régulière. Le 18 février, la prostate paraît un peu aplatie, et il sort par l'urètre un liquide séro-purulent qui peut bien être d'origine prostatique.

Reins : Ne sont pas perceptibles.

Testicules : Rien d'anormal. Le malade n'a pas eu de coït depuis quatre à cinq ans. Une autre fois, il dit l'avoir pratiqué pour la dernière fois en décembre 1903.

État général : Médiocre. Œdème remontant jusqu'au genou. Le malade délire.

Rien aux poumons. Rien au cœur.

19 janvier 1904. — Depuis son entrée, le malade est sondé quatre fois par jour ; on retire chaque fois 600 grammes. ce qui ne vidait pas sa vessie. La vessie est vidée aujourd'hui, et chaque cathétérisme est suivi d'un lavage substitutif à l'eau boriquée et nitratée.

8 février. — Depuis le 19 janvier. la vessie est vidée à chaque cathétérisme, cinq fois par jour. La pollakyurie diminue, la quantité d'urine s'abaisse de 3.500 grammes à 2,400 grammes.

13 février. — On continue quatre cathétérismes par jour. Les résidus varient de 250 à 800 grammes. Urines un peu troubles. Mictions spontanées 400 grammes. Un peu d'urine.

18 février. — Appétit bon. On hésite toujours à opérer à

cause de l'œdème des jambes. L'état général s'est cependant bien amélioré. Le délire a disparu. Capacité vésicale, 1 litre. Urine peu trouble. Un peu d'albumine. Mictions spontanées : 4 à 800 gr. par jour.

27 février. — *Opération* par M. RAFIN. — Prostatectomie périnéale. — Décortication aisée. Le lobe droit est extrait par morcellement ; le lobe gauche est enlevé en une seule pièce. Un lobe médian est amené au dehors par le doigt introduit dans la vessie et extrait.

Aucune résection de l'urètre prostatique. L'urètre membraneux est intact. L'introduction du doigt dans la vessie a été non seulement nécessaire pour enlever le lobe médian, mais pour compléter l'ablation du lobe droit, qui avait été incomplète. Le doigt, qui était serré avant ce complément, entre maintenant aisément dans le vessie, et l'on sent le col assez mou, non contractile.

Les portions superficielles de la prostate étaient très molles et très friables ; les parties profondes sont constituées par des lobes fibreux très nets.

Cysto-drainage, sonde à demeure et mèches dans la plaie.

La prostate pèse 25 grammes. Examen histologique (Mérieux) :

« Il s'agit d'un adéno-myome, mais l'élément glandulaire est très développé, quoique restant toujours du type adénomateux, et, d'autre part, le stroma est constitué par du tissu fibreux et par des fibres musculaires lisses. Il existe aussi un peu d'infiltration inflammatoire par petits îlots.

« En somme, c'est un adéno-fibro-myome. »

Suites opératoires. — Mèches et drain enlevés le deuxième jour ; un peu d'urétrite.

7 mars. — Œdème du scrotum qui n'augmente pas les jours suivants.

23 mars. — Il ne passe plus d'urine par la plaie. L'observation n'indique pas le jour où la sonde urétrale fut enlevée.

31 mars. — Résidu, 80 à 150 grammes. Urine assez trouble, mais non odorante. Exeat.

12 avril. — Le malade, qui revient se montrer, dit avoir uriné la veille 1 lit. 3/4 dans les vingt-quatre heures. *Mictions* : le jour, six ; la nuit, cinq. Résidu, 175 grammes. Urine purulente, d'odeur fermentée, non calcaire.

6 avril 1905. — *Mictions* : le jour, 6 ; se lève une fois la nuit (couché 9 h., levé 6 h.). Quantité émise, 700 grammes le jour, autant la nuit. Pas d'érection depuis l'opération.

Résidu, 225 grammes, d'odeur forte, assez trouble, de réaction acide cependant. État général excellent, mais jambes enflées. Selles régulières. Pas d'incontinence, même en toussant.

26 octobre. — Résidu, 175 grammes. Urine un peu trouble, acide, pas d'albumine. Mictions : la nuit (de 6 h. soir à 6 h. matin), six à sept pour 1 litre ; le jour, sept à huit pour 1 litre.

Le malade n'a pas été sondé d'autres fois que celles indiquées.

Ces cathétérismes ont été pratiqués plus souvent à cause de l'existence d'un résidu assez important. Cet état local ne s'aggravant pas et ne retentissant nullement sur l'état général, on ne conseille pas au malade l'auto-cathétérisme.

OBSERVATION II (29ᵉ prostatectomie).

RÉSUMÉ : Hypertrophie de la prostate. — Rétention récente incomplète. — Prostatectomie périnéale. — Guérison. — Résidu, 5 à 10 grammes.

B..., 72 ans, maçon, entre à l'hôpital Saint-Joseph le 19 mai 1904, pour « douleurs et difficultés de la miction ».

Antécédents généraux : sciatique de la cuisse gauche, datant de dix ans.

Pas de syphilis ; un peu buveur ; ne tousse pas.

Antécédents spéciaux : Jamais de colique néphrétique ; jamais de graviers dans ses urines.

Blennorragie à 20 ans, ayant guéri au bout de trois semaines.

L'affection actuelle a débuté il y a deux ans par des besoins fréquents, impérieux et des douleurs en urinant.

Peu à peu les mictions sont devenues difficiles; en même temps son jet se déformait, devenait filiforme.

Jamais d'hématurie. Urines troubles.

Jusqu'à présent, il n'a eu ni rétention complète, ni incontinence par regorgement. Il n'a jamais été sondé.

État actuel. — Mictions. — Fréquence : sept à huit fois le jour, quatre à cinq fois la nuit.

Douleurs : très vives, non influencées par la marche ou la voiture.

Urine : Quantité, 1 litre environ, sans odeur, de réaction alcaline; purulente; pas de sang.

Pas de sucre, albumine.

Hématurie : saigne depuis son entrée à l'hôpital à la suite d'un cathétérisme.

Urètre : Une boule 18 passe sans frottement.

Vessie : Résidu, 475 grammes. Capacité, 540 grammes.

Prostate : Très grosse, globuleuse.

Testicule : Au-dessus du testicule gauche, masse du volume d'un gros œuf.

État général : Bon. Rien au cœur, ni aux poumons.

Grosse hernie scrotale gauche.

25 mai 1904. — Le malade est soumis à deux cathétérismes par jour; il a de fortes poussées de température depuis quelques jours. Langue sèche. Malade infecté, la situation s'aggrave. On met la sonde à demeure.

1er juin. — La température est tombée depuis aujourd'hui sous l'influence de la sonde à demeure. La langue est meilleure.

Les lavages quotidiens sont continués.

10 juin. — Pas de fièvre depuis dix jours. L'état général s'est relevé.

11 juin. — *Opération* par M. RAFIN. — Prostatectomie péri-

néale. — La prostate est enlevée en trois morceaux avec un lobe médian saillant dans la vessie. L'urètre membraneux est resté sans lésions. Écoulement sanguin persistant, qu'on essaye d'arrêter par un tamponnement énergique ; puis, par des pinces qu'on laisse à demeure. Sonde à demeure et cysto-drainage périnéal. La prostate pèse 67 grammes. Examen histologique (Mérieux) : « Il s'agit d'une hypertrophie prostatique portant sur tous ses éléments : le stroma fibreux et musculaire, la glande avec ses cavités abondantes et le plus souvent recouvertes d'un épithélium pluristratifié. L'épithélium reste d'ailleurs typique et reste exactement dans sa situation normale. En somme, adéno-fibro-myome de la prostate. »

Suites opératoires. — Le lendemain de l'opération, léger suintement sanglant par la plaie, un peu de sang par le tube. Grand lavage. État assez satisfaisant, mais la langue est sèche.

On enlève les pinces laissées à demeure.

Les jours suivants le malade va bien ; les tampons et les drains sont enlevés le deuxième jour, la sonde à demeure le neuvième jour. Un peu d'incontinence par la plaie après l'ablation de la sonde.

29 juin. — Depuis quelques jours, urine en partie par la verge, en partie par la plaie ; mais, le débit de cette dernière tend à diminuer.

8 juillet. — Commence à pouvoir retenir ses urines.

22 juillet. — La plaie est étanche depuis dix jours. Aujourd'hui exeat. État général excellent. Résidu, 5 grammes. Capacité, 150 grammes. Une Nélaton 18 passe aisément. Le toucher rectal indique une induration générale de la région prostatique.

1er février 1906. — Nous revoyons le malade un an et sept mois après l'opération, dans un parfait état de santé.

Mictions : 4-5 par jour, pour 3/4 de litre ; la nuit, 4-5 pour 1 litre 1/4. Quand le besoin d'uriner se fait sentir, il peut se retenir 4 à 6 minutes, après quoi, il se mouille un peu.

Résidu, 15 grammes, assez trouble, sans odeur, acide, un peu d'albumine. Capacité vésicale, 160 grammes.

Toucher prostatique : Induration plate.

OBSERVATION III (32ᵉ prostatectomie).

RÉSUMÉ : Prostatisme. — Depuis trois ans, plusieurs poussées de rétention nécessitant le cathétérisme. — Difficultés du cathétérisme à chaque rétention. — Prostatectomie périnéale. — Guérison. — Résidu 10 grammes.

B..., 64 ans, cordonnier, demeurant à Heyrieux (Isère) entre à l'hôpital Saint-Joseph, le 25 octobre 1904, envoyé par le Dr Bertier.

Antécédents généraux : Père mort de maladie urinaire, mère morte de vieillesse.

Il y a cinq ans, arthrite de l'épaule gauche, caractérisée uniquement par de la douleur et guérie au bout de trois mois. Ni syphilis, ni alcoolisme.

Antécédents spéciaux : Pas de blennorragie. Jamais de graviers dans les urines.

Affection actuelle : A débuté il y a huit ans par des difficultés de la miction pour lesquelles on fut obligé de le sonder. Puis, pendant certains laps de temps assez longs, de plusieurs mois à deux ans, retour à l'état normal. L'année dernière, en septembre, il eut une crise de rétention qui nécessita une ponction, le cathétérisme étant impossible. Depuis ce temps là, il a eu une dizaine de crises nouvelles qui ont été traitées par la ponction vésicale, en raison des difficultés du cathétérisme ; après ce traitement, le malade urinait spontanément. La dernière crise de rétention date de huit jours : elle nécessita deux ponctions.

Il y a trois semaines, il a éprouvé des douleurs dans le flanc droit, irradiées dans le testicule du même côté, douleurs survenant après la miction et qui n'ont duré qu'un seul jour.

Quelques hématuries déterminées par les tentatives de sondage.

Actuellement. — *Mictions.* — Fréquence : Toutes les heures et demie le jour, cinq à six fois la nuit.

Douleur : Quelquefois en urinant ou après la miction. Elle n'est pas influencée par les secousses de voiture ou par la marche.

Urine : De réaction acide, sans odeur, légèrement louche. Ni sucre, ni albumine.

Urètre : On introduit une Nélaton 16.

Vessie : Résidu, 100 grammes.

Prostate : De la grosseur d'une mandarine, globuleuse et de consistance uniforme.

Reins : Non accessibles.

Testicules : A droite, on sent un épididyme énorme, surtout au niveau de la queue. Le testicule lui-même est sain. Pas de liquide. Testicule gauche est normal.

État général : Langue bonne, appétit conservé. Rien aux poumons, ni au cœur. Pas de fièvre.

26 octobre 1906. — Rétention presque complète. On retire 525 grammes le matin, 150 grammes le soir.

27 octobre. — Difficultés de cathétérisme depuis la veille. Un peu d'urétrorragie. Résidu, 70 grammes. Le malade ayant eu quelques frissons, on ne le touche plus. Le lendemain, il a uriné spontanément 800 grammes d'urine sanglante, assez louche, et se trouve mieux.

2 novembre. — Urines de réaction acide, un peu louche, sans odeur, avec des traces minimes d'albumine.

3 novembre. — *Prostatectomie périnéale* par M. RAFIN. — La paroi postérieure de la prostate était assez adhérente au rectum et a été d'un clivage difficile. Par contre, l'énucléation a été facile. Il y avait un lobe moyen assez important, mais pas très saillant, qu'on a pu enlever sans faire de brèche vésicale, c'est-à-dire en passant par dessous. Le doigt introduit dans le col, sent encore un peu de tonicité musculaire. Le sphincter membraneux et le sphincter propre de la vessie sont intacts.

En raison de l'hémorragie assez abondante et persistante, on a fait un fort tamponnement.

Sonde à demeure et cysto-drainage périnéal.

Poids de la prostate, 55 grammes.

Examen histologique (Mérieux) : « Sur les préparations de cette prostate, on constate un développement un peu plus abondant que normalement de l'élément glandulaire; les tubes sont parfois tapissés par plusieurs couches de cellules épithéliales, mais le bourgeonnement est toujours intratubulaire et les cellules épithéliales gardent un aspect bien typique.

« Le stroma est relativement beaucoup plus développé que l'élément glandulaire et, dans le stroma, ce sont les fibres musculaires lisses qui prédominent de beaucoup.

« Il s'agit donc d'un adéno-myome prostatique. »

Suites opératoires. — Elles ont été satisfaisantes.

9 novembre 1904. — Le malade a jusqu'ici fait un peu de sang; mais son état général s'est bien amélioré. Les mèches et le drain ont été enlevés le deuxième jour. Aujourd'hui, la vessie fait admirablement réservoir, et il faut injecter jusqu'à 110 grammes pour que le liquide sorte par la plaie. On enlève la sonde (sixième jour) parce que l'urine est un peu plus teintée de sang.

23 novembre. — Les premiers jours qui ont suivi l'ablation de la sonde ont été marqués par une émission involontaire et presque totale de l'urine par la plaie. Depuis quelque temps, il ne se mouille presque plus involontairement, quoique l'urine passe encore par la plaie.

28 novembre. — Hier, le malade a uriné spontanément par la verge et à deux reprises différentes. Quand il est couché, il passe beaucoup plus d'urine par la plaie que par le canal; c'est l'inverse qui se produit quand il est debout.

10 décembre. — L'incontinence par la plaie se réduit à quelques gouttes au commencement et à la fin de la miction; mais il ne se mouille plus involontairement.

22 décembre. — Bon état général et local. Exeat.

12 janvier 1903. — Le malade vient se montrer à la consultation. Il raconte qu'il s'écoule quelquefois une goutte par la plaie, mais rarement.

Urine toutes les deux heures le jour; se lève trois fois la nuit. Pas d'incontinence par l'urètre, même en toussant.

Résidu, 20 grammes, un peu louche, sans odeur, pas d'albumine.

Capacité vésicale, 200 grammes.

État général, excellent. Bon appétit; pas de constipation. La plaie urétrale est guérie.

22 février 1906. — Toujours très bon état général.

Mictions : Nuit, deux à trois pour 500 grammes d'urine; jour, six pour 1 lit. 1/4.

Urine louche, de réaction acide, sans sucre ni albumine.

Résidu, 10 grammes, louche, avec de gros filaments.

Capacité vésicale, 240 grammes. Une Nélaton 16 passe d'abord facilement, puis difficilement.

Toucher rectal : Sensation d'induration un peu plus marquée qu'à l'ordinaire.

Fonctions génitales : Pas de coït depuis dix ans; quelques érections avant l'opération, mais plus après.

OBSERVATION IV (42° prostatectomie).

RÉSUMÉ : Hypertrophie de la prostate. — Dysurie datant de cinq ans, procédant par poussées. — Quatre séjours à l'hôpital pour accès de rétention. — Prostatectomie périnéale. — Guérison. — Résidu, 5 grammes.

M... Claude, 63 ans, cultivateur, demeurant à Ozenay (Saône-et-Loire) entre pour la première fois à l'hôpital Saint-Joseph, le 14 mai 1900, pour des troubles urinaires, envoyé par le Dr Michel, de Lugny-en-Mâconnais.

Antécédents généraux : Néant.

Antécédents spéciaux : Pas de blennorragie, pas de syphilis.

L'affection actuelle a débuté, il y a un an environ, par de

la pollakyurie, des mictions nocturnes, de la diminution de force du jet.

Il y a trois semaines, à la suite d'un repas copieux, rétention aiguë pour laquelle il fut traité à l'hôpital de Tournus.

Il y a huit jours, on fut obligé de le cathétériser avec une sonde métallique ; on lui plaça ensuite une sonde à demeure avec laquelle le malade arrive à l'hôpital.

Mictions. — Fréquence : avant ces accidents de rétention, urinait dix fois le jour, quatre à cinq fois la nuit.

Douleur : Ne souffre plus depuis l'application de la sonde.

Urine : Trouble, les dernières gouttes sont purulentes et fétides. Disque d'albumine ; pas de sucre.

Hématurie : A la suite des premiers cathétérismes et surtout ceux qui sont faits avec la sonde métallique.

Urètre : Admet une Nélaton 19. Une boule 19 passe sans aucune sensation de rétrécissement.

Prostate : De la grosseur d'un marron, présentant une rainure médiane perceptible au doigt.

Reins : Non douloureux et non sentis.

État général : Bon. Langue humide. Rien aux poumons. Le cœur est hypertrophié ; pas de bruit de souffle. Œdème des jambes ; temporale dure et flexueuse ; crampe dans les mollets. Température à l'entrée : 38° le soir.

Dès son entrée, le malade est traité d'abord par la sonde à demeure, ensuite par des cathétérismes réguliers suivis de grands lavages boriqués et nitratés, avec sonde à demeure pendant la nuit seulement.

On supprime après complètement la sonde, tout en continuant les cathétérismes.

Peu à peu l'état général se relève, les urines s'améliorent et le malade quitte l'hôpital le 26 juin 1900 avec un résidu presque nul et une urine améliorée.

Il entre pour la deuxième fois à l'hôpital, le 19 juin 1901, parce que ses mictions sont redevenues fréquentes et difficiles. On le sonde à l'entrée et on lui trouve 680 grammes de résidu.

Le malade est soumis d'abord à deux cathétérismes par jour, puis à quatre : les résidus que étaient quelquefois de 500 grammes diminuent de plus en plus.

A partir du 3 juillet, trois cathétérismes seulement ; peu à peu les résidus s'abaissent de 300 grammes à 40 grammes.

Il quitte l'hôpital le 25 juillet 1901.

Le malade rentre pour la troisième fois, le 18 avril 1905.

Envies très fréquentes d'uriner, urine toujours trouble.

Résidu à l'entrée. 200 grammes, trouble, un peu sanglant, d'odeur fétide, de réaction acide.

Rein droit non accessible, la région rénale gauche ne se laisse pas déprimer.

On fait au malade deux cathétérismes par jour et on laisse la sonde à demeure pendant la nuit. Les résidus varient de 200 à 400 grammes.

12 mai. — État général meilleur.

24 mai. — *Opération* par M. RAFIN. — Prostatectomie périnéale. — Premiers temps comme à l'ordinaire. Incision de la capsule qui se laisse difficilement disséquer. Hémisection de la prostate qui, à cause de sa friabilité, est enlevée par morceaux. Gros lobe moyen qui est enlevé après dissection de la muqueuse du col vésical.

Grosse sonde béquille à demeure : drainage cysto-périnéal. La prostate pèse 70 grammes.

L'examen histologique a été fait par le Dr Faysse :

« L'hyperthrophie porte exclusivement sur l'élément musculaire. Celui-ci se présente sous la forme de larges faisceaux dirigés en tous sens. Les uns sont longitudinaux, les autres coupés en travers, d'autres enfin en diagonale.

« L'élément glandulaire a complètement disparu. C'est à peine si en quelques points on reconnaît quelques amas cellulaires directs, étouffés par la prolifération musculaire. Les cellules sont du reste absolument typiques.

« Le tissu conjonctif est peu abondant et lâche.

« Il s'agit d'un fibro-myome. »

Suites opératoires. — Bonnes. Les mèches et le drain sont

enlevés au bout de quarante-huit heures, la sonde le dixième jour, ce qui amène un peu d'incontinence par la plaie.

19 juin. — Depuis plusieurs jours, il ne passe plus d'urine par la plaie, quoique celle-ci ne soit pas complètement cicatrisée. Le rein gauche semble un peu moins gros. L'urine est bien améliorée.

20 juin. — État général satisfaisant. Résidu, 5 grammes. (On se demande cependant si la sonde est bien dans la vessie, ce qui nécessite des réserves.)

7 août 1905. — Le malade écrit que la plaie est complètement cicatrisée, il urine très bien et sans douleur. N'a plus été sondé depuis l'opération.

8 mars 1906. — État général bon. Urine sans difficulté.

Mictions : Trois à quatre la nuit, quatre à cinq le jour.

Bon appétit, selles régulières.

Urine trouble, sans odeur, très acide, gros disque d'albumine.

Toucher rectal : Petite induration avec petit noyau à gauche, mais pas de récidive.

Urètre : Toutes les boules, depuis le 18, sont arrêtées à la partie la plus reculée de l'urètre antérieur : on les sent par le toucher périnéal.

Les bougies nᵒˢ 15 et 9 ne peuvent passer davantage : d'ailleurs, on n'insiste pas très longtemps.

Une Nélaton 16 n'a pas pu être introduite et cependant le malade déclare que son jet est gros et puissant, de sorte que l'on espère qu'il s'agit d'une irrégularité du canal.

OBSERVATION V (19ᵉ prostatectomie).

RÉSUMÉ : Hypertrophie de la prostate. — Dysurie depuis quatre ou cinq ans. — Accès de rétention récent. — Distension vésicale. — Difficultés des cathétérismes nécessitant une intervention rapide. — Prostatectomie périnéale. — Réunion par première intention. — Rétention d'urine. — Réouverture spontanée de la plaie. — Guérison.

V..., 58 ans, veloutier, demeurant à Saint-Bonnet-de-Mure

(Isère), entre à l'hôpital Saint-Joseph, le 9 novembre 1905, envoyé par le Dr Ogier.

Antécédents généraux : Personnellement, fièvre scarlatine à 20 ans.

Antécédents spéciaux : Néant.

Affection actuelle : Depuis quatre ou cinq ans, le malade a trois à quatre mictions nocturnes. Il y a huit jours, accès de rétention aiguë. Un médecin, appelé le lendemain, ne parvint pas à le sonder ; il lui fit alors prendre un grand bain, qui amena une miction spontanée. La dysurie persistant les jours suivants, il consulta le Dr Oger, de la Verpillière, qui l'envoya à l'hôpital.

État actuel. — Mictions. — Fréquence : dix le jour environ, quinze la nuit. Incontinence pendant trois nuits seulement. Ne souffre pas.

Urine : Claire, de réaction acide, sans sucre, ni albumine.

Urètre : Une boule n° 18 est arrêtée dans la traversée prostatique.

Vessie : Elle remonte jusqu'à l'ombilic.

Prostate : Très grosse, charnue.

Reins : Les régions rénales se laissent mal déprimer (le malade est obèse) ; il semble cependant que la pression soit un peu douloureuse à gauche.

État général : Bon. Langue humide. Digestions un peu difficiles. Rien au cœur, ni aux poumons.

10 novembre. — On a voulu faire au malade des lavages substitutifs, mais une sonde de Nélaton moyenne n'a pas pu passer. On a fait alors la manœuvre de Guyon, qui a réussi ; il s'en est suivi une hémorragie assez considérable. Évacuation progressive les jours suivants, mais nouvelles difficultés de cathétérisme ; en raison de ces difficultés, on décide d'intervenir sans plus tarder, l'état général étant satisfaisant et l'urine limpide.

16 novembre. — *Prostatectomie périnéale* par M. RAFIN. — Avant l'opération, on procède à une évacuation lente de la vessie distendue à l'aide d'une sonde béquille introduite avec

le mandrin de Guyon. Périnéotomie à l'ordinaire. Décollement très aisé de la capsule. Ablation de la prostate en trois lobes ; le lobe médian a été décortiqué de dehors en dedans. Sphincter membraneux respecté.

Sonde en soie à demeure ; drain cysto-périnéal ; mèches.

Prostate : 87 grammes, dont 67 grammes pour les lobes latéraux, 20 grammes pour le lobe médian. Examen histologique (Dr Faysse) : « Dans cette préparation, les glandes sont nombreuses, les cavités glandulaires sont nettes. Le stroma est formé de fibres conjonctives assez abondantes. En somme, adéno-fibrome. »

Suites opératoires. — Le malade n'a pas eu de fièvre. Mèches et drain enlevés le deuxième jour.

28 novembre. — On enlève la sonde (douzième jour). Plaie fermée.

30 novembre. — Urine très peu spontanément et ne perd pas par le périnée. La vessie est pleine ; on est obligé de le sonder deux fois par jour. Résidu, 810 grammes.

2 décembre. — Un peu d'orchite droite.

7 décembre. — La plaie s'est rouverte, toute l'urine passe par le périnée. Vessie vide ; plus de cathétérisme.

23 décembre. — L'orchite suppure. L'urine passe en quantité importante par l'urètre.

13 janvier 1906. — Léger suintement purulent par un petit orifice situé au-dessus de la plaie.

25 janvier. — Pendant les mictions, l'urine passe en partie par l'urètre, en partie par la plaie ; mais pas d'incontinence. Des explorateurs à boule n°s 18 et 16 sont arrêtés à hauteur de la plaie. Un Béniqué 39 franchit l'obstacle, mais ne peut pénétrer dans la vessie. Une bougie n° 9 passe facilement ainsi qu'une sonde conique olivaire n° 14. Urines troubles.

5 février. — La fistule persistant, sonde à demeure.

13 février. — Sonde enlevée avant-hier. Fistule fermée. L'urine s'écoule par le canal.

Mictions : La nuit (de 6 h. du soir à 6 h. du matin), cinq pour 1 lit. 100 ; le jour, 800 grammes. Exeat.

22 mars. — Bon état général. A gagné 3 kilogr. depuis sa sortie de l'hôpital. Bon appétit. Selles très régulières.

Résidu, 70 grammes, acide, sans odeur, modérément louche, disque d'albumine, pas de sucre. Capacité vésicale, 240 grammes.

Mictions : La nuit, deux, trois; le jour, toutes les trois heures. Jet fort. Il persiste une petite fistule par où s'écoule quelques gouttes quand le malade urine.

Toucher rectal : Région prostatique aplatie.

Fonctions génitales : Dernier coït six mois avant l'opération.

Depuis qu'il est opéré, a des érections incomplètes, mais pas de coït. Parait indifférent sur cette question.

OBSERVATION VI (50ᵉ prostatectomie).

RÉSUMÉ : Hypertrophie de la prostate. — Dysurie datant de trois ans. — Accès de rétention. — Rétention complète récente. — Prostatectomie périnéale. — Calcul vésical. — Fistule due à un rétrécissement du bout antérieur de l'urètre. — L'urétrotomie interne.

T...., 79 ans, cantonnier, demeurant à Lyon, entre à l'hôpital Saint-Joseph, le 10 novembre 1905, envoyé par le Dr Faysse.

Antécédents généraux : Rien à signaler.

Antécédents spéciaux : Blennorragie à 25 ans.

Affection actuelle : Elle a débuté, il y a trois ans, par de la pollakyurie nocturne. Il y a quatre mois, première crise de rétention incomplète. Le Dr X..., appelé, sonda le malade et le fit saigner : les urines étaient claires. Depuis ce temps-là, urines troubles, pyurie et pollakyurie : mictions, dix à douze la nuit, autant le jour. Le malade a eu en outre plusieurs crises de rétention incomplète sans sondage. Le Dr Faysse, qu'il consulta et qui l'adresse à l'hôpital, le sonda sept à huit fois, à raison d'un cathétérisme par jour.

État actuel. — *Mictions*. — Fréquence : quinze fois, le jour ; cinq à six fois la nuit.

Ne souffre pas.

Urine : Trouble, sentant mauvais ; gros disque d'albumine. Hématurie : a uriné du sang (probablement hémorragie *a vacuo*).

Urètre : Une Nélaton 18 passe aisément.

Vessie : Résidu, 450 grammes.

Prostate : Petite.

Testicules : A gauche, noyau sur la queue de l'épididyme ; à droite, noyau sur la tête.

Reins : Non accessibles ; obèse.

État général : Bon. Langue bonne ; appétit conservé. Aux poumons : un peu d'emphysème aux bases. Râles ronflants et sibilants dans la partie moyenne des deux côtés. Rien au cœur.

10 novembre 1905. — Le malade est sondé deux fois par jour : les résidus varient de 300 à 500 grammes. Lorsqu'il a été sondé, il peut rester deux à trois heures sans uriner, puis les envies réapparaissent.

18 novembre. — *Prostatectomie périnéale* par M. RAFIN. — Périnéotomie comme à l'ordinaire. — Le décollement de la zone dite décollable est très pénible. Décortication de la prostate et ablation en trois fragments. L'orifice vésical est assez grand pour laisser passer deux doigts avec lesquels on extrait une petite pierre située dans la vessie. Le sphincter membraneux a été respecté ; il est même doublé de tissu.

La prostate est dure et pèse 18 grammes. Examen histologique (Dr Faÿsse) :

« Sur cette préparation, l'élément glandulaire a complètement disparu. L'hyperplasie porte sur l'élément conjonctif et sur l'élément musculaire. Le tissu conjonctif forme de larges bandes très denses, très serrées. Le tissu musculaire est très abondant ; il paraît même en prédominance marquée sur le tissu conjonctif.

« Il faut remarquer encore, sur cette préparation, l'abon

dante vascularisation : en certains points, il y a comme de véritables infarctus.

« On trouve aussi des corps sphériques assez nombreux. Enfin, il y a une légère infiltration inflammatoire.

« Il s'agit donc d'un fibro-myome. »

Suites opératoires. — Les mèches et le drain sont enlevés le deuxième jour; un peu de sphacèle de la plaie. La sonde est retirée le septième jour, parce que le malade présente un peu d'orchite du côté gauche.

16 janvier 1906. — Depuis le 26 décembre, l'urine a commencé à s'écouler par le canal, et depuis, l'amélioration a persisté. L'état général est bon. Aujourd'hui, l'urine passe encore un peu par la plaie périnéale, qui est réduite à une fistule. D'autre part, la miction urétrale s'effectue par un jet très fin et, pour ainsi dire, goutte à goutte. Toutes les boules n° 1 à n° 2 sont arrêtées en avant de la cicatrice; il en est de même d'une conique olivaire n° 8 et d'une bougie n° 5. Une béquille n° 14 ne passe pas davantage.

18 janvier. — Une bougie filiforme passe seule. On fait l'urétrotomie interne avec le Maisonneuve n° 17. Le couteau passe sans résistance, ce qui fait penser qu'il y avait seulement une légère bride rétrécissant le canal. On place à demeure une sonde à bout coupé. Celle-ci est enlevée cinq jours après, et la fistule est cicatrisée.

27 janvier. — Résidu nul. L'urine émise par le canal est presque limpide, mais contient des filaments. Pas d'albumine. Exeat le 30.

28 février. — Le Dr Faÿsse soigne le malade pour une pneumonie du sommet, qui s'est compliquée d'une hémiplégie.

Observation VII (28e prostatectomie).

Résumé : Hypertrophie de la prostate. — Rétention complète
datant de cinq ans. — Prostatectomie périnéale (poids de la prostate, 202 grammes). -- Très nombreux calculs. — Guérison de la
rétention vésicale. — Lithotritie ultérieure. -- Résidu, 17 gr. —
Mort de pyélo-néphrite calculeuse un an et huit mois après.

R..., 63 ans, restaurateur, demeurant à Bagnols (Gard).
entre à l'hôpital Saint-Joseph, le 19 août 1903, envoyé par le
Dr Agniel, de Bagnols.

Antécédents généraux : Néant.

Antécédents spéciaux : Ni blennorragie, ni syphilis. Jamais
de coliques néphrétiques. Émission de deux graviers par la
sonde.

Affection actuelle : Début, il y a cinq ans, par une rétention d'urine presque complète avec mictions par regorgement ; douleurs vives à l'hypogastre. Mais, depuis quelque
temps déjà, il avait de la pollakyurie, surtout diurne. Il fut
sondé par le Dr Agniel, qui lui retira 3 litres d'urine.

Depuis, se sonde trois à quatre fois par jour.

Il y a sept semaines, il aurait eu une hématurie après un
cathétérisme et des urines plus troubles.

État actuel. — Mictions : Non spontanées.

Douleur : Souffre au bout de la verge.

Urine : Purulo-sanguinolente, d'odeur fétide.

Urètre : Une Nélaton 18 passe sans difficulté.

Vessie : Capacité, 180 grammes.

Prostate : Très grosse, sans bosselure.

Reins : A gauche, la région rénale ne se laisse pas déprimer ; rien à droite.

État général : Médiocre. A maigri beaucoup. Langue saburrale, mais humide.

Rien aux poumons, ni au cœur.

Dès son entrée à l'hôpital, le malade est soumis à des cathétérismes et à de grands lavages boriqués. Sonde à demeure.

Les urines s'éclaircissent, l'état général s'améliore. L'appétit est bon.

Il quitte l'hôpital le 1er septembre et continue à se sonder chez lui, trois fois par jour. Le Dr Ralin, qui le voit, lui trouve un résidu variant de 200 à 400 grammes.

Mars 1904. — Le malade rentre de nouveau à l'hôpital. Les urines sont très troubles, épaisses, sanguinolentes ; il a eu une hématurie le 25 novembre 1903. État général à peu près stationnaire. Appétit diminué.

On fait cinq cathétérismes par jour, suivis de lavages boriqués et nitratés.

11 mars. — Ni le cystoscope, ni l'explorateur de Guyon ne peuvent passer. On place une sonde à demeure ; il s'écoule de l'urine trouble et sanguinolente.

16 avril. — État stationnaire. Urines toujours très sales. Douleurs dans la verge au moment de la défécation. Quantité d'urine, 1 litre.

Quoiqu'il n'y ait pas d'amélioration, on se décide à intervenir, sur la demande du malade, et aussi parce que la langue est toujours restée bonne et que l'on soupçonne la présence de calculs vésicaux.

20 avril 1904. — *Opération* par M. RAFIN. — Prostatectomie périnéale. — Décortication aisée. Les deux lobes sont enlevés en un fragment. Lobe médian saillant dans la vessie. L'urètre membraneux a été respecté ; l'urètre prostatique est en partie enlevé. Le col vésical est très large. De nombreux graviers sont extraits avec le doigt et amenés par de larges irrigations. Sonde à demeure ; cysto-drainage périnéal.

Poids de la prostate, 202 grammes.

Examen histologique (Mérieux) :

« C'est avant tout un adénome. On note une abondance de tubes glandulaires et ces tubes ont un revêtement épithélial richement stratifié. Le stroma est relativement moins hyperplasié ; il est constitué par du tissu fibreux et surtout par du tissu musculaire. »

Suites opératoires. — Le soir, le malade va bien. Le liquide s'écoule un peu par le drain, mais surtout par la plaie. On fait deux lavages dans la journée. On enlève le drain le deuxième jour.

14 avril. — Le cinquième jour, la sonde laissée à demeure se bouche ; besoins d'uriner intenses suivis d'un accès franc de fièvre urineuse. On enlève aussitôt la sonde (elle est brisée, conséquence de l'emploi d'un urinal ordinaire au lieu de celui de Duchastelet). Testicule un peu douloureux du côté gauche : épidydime un peu gros, mais on ne peut savoir s'il ne l'était pas déjà avant.

27 avril. — L'état s'était aggravé à la suite de l'accès fébrile : anorexie, vomissements bilieux. On fait deux lavages d'estomac ; le malade s'améliore.

9 mai. — Mictions par l'urètre, mais en petite quantité ; les jours suivants, urine sale, sanguinolente, émission de petits graviers.

2 juin. — Plaie presque étanche. Le malade est cystoscopé ; on découvre un semis de graviers. Résidu, 125 grammes. Excat.

20 août 1904. — État général excellent. Jet très puissant. Résidu, 25 grammes, louche, sans odeur, acide. Capacité, 140 grammes.

Mictions : Nuit, quatre à cinq pour 1 lit. 500 ; jour, cinq à six, même quantité.

14 octobre 1905. — En janvier dernier, crise de rétention rénale gauche, terminée par l'émission d'une grande quantité de pus ; puis, urine limpide.

Deuxième séjour à l'hôpital : résidu, 80 grammes ; capacité, 300 grammes.

Cystoscopie : On trouve une pierre dans la vessie. La région rénale gauche se laisse mal déprimer.

17 octobre. — Lithotritie d'un gros calcul phosphatique, gros comme une noix. Exeat quelques jours après. Va bien.

2 novembre 1905. — Lettre du malade : « Bon état général, urine claire. Résidu, 47 grammes. Se fait un lavage par jour. »

11 décembre 1905. — Lettre du Dr Agniel disant que, depuis le mois de novembre, l'état du malade s'est très aggravé. Urines devenues d'abord purulentes, puis hématiques. Quantité émise, à peine 1 demi-litre par jour. Reins sensibles, surtout à droite. Anorexie absolue.

15 décembre. — Mort.

OBSERVATION VIII (37e prostatectomie).

RÉSUMÉ : Hypertrophie de la prostate. — Rétention chronique complète datant de six ans. — Prostatectomie périnéale. — Guérison. — Résidu, 80 grammes.

P..., Pierre, 70 ans, maître d'hôtel, demeurant à Janneyria (Isère), entre à l'hôpital Saint-Joseph, le 17 février 1905, pour « rétention complète d'urine », envoyé par le Dr Michel de Pont-de-Chéruy.

Antécédents généraux : Rien à signaler.

Antécédents spéciaux : Aucune maladie.

Affection actuelle : Elle a débuté, il y a six ans, par une rétention complète d'urine ayant apparu brusquement. Le malade se sonde lui-même depuis cette époque ; de temps en temps cependant il urinait à peu près la valeur d'un demi-verre.

Le 14 février, il a été impossible de sonder le malade ; on l'amène le 17.

Mictions. — Fréquence : Rétention complète. Ne souffre pas.

Urine : Très sale, sanglante, glaireuse, fortement ammoniacale. Jamais d'hématurie.

Urètre : Une Nélaton 16 ne passe pas ; une béquille n° 18 pénètre dans la vessie.

Vessie : Très tendue, remontant jusqu'au-dessus de l'ombilic.

Prostate : Énorme, globuleuse, lisse.

Reins : Le gauche est nettement accessible, globuleux, mobile. Le droit n'est pas senti.

État général : Rien aux poumons ; cœur arythmique.

17 février. — Jour de l'entrée. On parvient à passer une béquille n° 18 ; on retire 600 grammes d'urine.

Lavage substitutif : Sonde à demeure.

Les jours suivants, on fait de très nombreux lavages.

28 février. — Cystoscopie ; pas de calcul. La sonde, qui avait été enlevée, est replacée.

7 mars. — Le malade saigne un peu ; son urine est très sale. La sonde enlevée le matin est donc remise le soir.

21 mars. — Hier soir, ascension thermique (39°) ; la sonde cependant fonctionne bien.

25 mars. — *Intervention* par M. RAFIN. — Prostatectomie périnéale. — La prostate est grosse ; chacun des deux lobes se laisse énucléer très aisément avec les doigts. Petit lobe médian, saillant dans la vessie, qu'on enlève par dehors avec les ciseaux. Après l'opération, l'index introduit dans la vessie est serré modérément. Excision d'une partie de l'urètre prostatique, qui est très long.

Mèches, tube, sonde à demeure.

La prostate pèse 110 grammes ; de nombreux petits fibromes sont inclus dans son épaisseur.

Examen histologique (Dr Faysse) : « Sur cette préparation, on trouve une énorme hyperplasie du tissu conjonctif. Celui-ci se dispose en faisceaux festonnés très apparents. Pas de fibres musculaires.

« On trouve aussi quelques amas glandulaires, enserrés dans les faisceaux conjonctifs.

« Importante infiltration inflammatoire. Il s'agit donc d'un fibrome. »

Suites opératoires. — La mèche et le tube cysto-périnéal sont enlevés le deuxième jour. Comme l'urine est sale, on fait de grands lavages.

2 avril. — La sonde paraissant à peu près bouchée, on l'enlève (huitième jour).

3 avril. — Vers 1 heure du matin, le malade paraissant un peu agité, on s'aperçoit qu'il n'a uriné ni par la plaie, ni par le canal et que la vessie remonte à l'ombilic. On passe une béquille nº 23 avec le mandrin et il s'écoule environ 1 litre d'urine.

6 avril. — On enlève la sonde, et le soir, le malade urine spontanément par le canal et par la plaie.

20 avril. — Depuis le 14, il ne passe plus d'urine par la plaie. État général excellent.

Mictions : Quatre la nuit, quatre à cinq le jour. Exeat.

25 mai 1905. — Le malade revient à la visite.

Mictions : Deux la nuit, quatre le jour. Résidu, 80 grammes ; urine acide, trouble, sans odeur. Capacité vésicale, 400 grammes. Le malade urine, dit-il, comme un jeune homme. On sent encore le rein gauche.

22 février 1906. — Est revu aujourd'hui.

Mictions : Deux, trois la nuit ; quatre, cinq le jour. Bon jet. Pas d'incontinence, même en toussant.

Urines légèrement louches, contenant un peu d'albumine.

Fonctions génitales : Pas de coït pendant les six années qui précédèrent l'opération ; pas d'érections non plus, ni avant ni après.

État général tellement bon, qu'on ne juge pas à propos de sonder le malade.

Observation IX (38ᵉ prostatectomie).

Résumé : Prostatisme. — Rétention chronique sans distension. — Prostatectomie périnéale. — Abcès à la prostate. — Guérison. — Résidu, 25 grammes.

V... Antoine, 81 ans et 2 mois, architecte, demeurant à Lyon, entre à l'hôpital Saint-Joseph, le 26 octobre 1904.

Antécédents généraux : Rhumatisme cérébral aigu en 1877 (?)

Antécédents spéciaux : Calcul vésical lithotritié il y a trois ans par M. Rafin.

Affection actuelle : Elle a débuté il y a cinq ans par une rétention brusque qui nécessita un sondage.

Un an après, même accident et nouveau sondage.

Pendant le mois qui suivit, il se sonda lui-même; il put ensuite uriner spontanément, tout en se sondant deux fois par jour pour se laver la vessie.

Cela dura ainsi jusqu'au mois d'avril dernier; à partir de ce moment, rétention complète. Le malade a de fréquentes envies d'uriner et se sonde neuf à dix fois par jour.

Mictions : Rétention à peu près complète.

Douleur : Souffre un peu en voiture.

Urine : Très purulente, de réaction neutre, d'odeur désagréable. Un peu d'albumine; pas de sucre.

Prostate : Grosse, sans bosselure.

Epididyme : Un peu d'induration du côté gauche.

État général : Bon. Pas de fièvre. Quelques râles au poumon gauche.

Le malade souffre, il est très incommodé par les nombreux cathétérismes et demande avec insistance à être débarrassé de son infirmité. La rétention, d'abord incomplète, s'est complétée peu à peu.

C'est un vieillard énergique, encore résistant, bien qu'il ait maigri et qu'il commence à s'affaiblir.

4 avril. — *Intervention* par M. RAFIN. — Prostatectomie périnéale. — Décollement aisé de la capsule. Pendant l'ablation de la prostate, on ouvre un abcès qui fournit une grande quantité de pus. La cavité de l'abcès paraît siéger en arrière de la vessie. La prostate, qui est dure, est enlevée lobe par lobe; pas de lobe saillant dans la vessie. Excision d'une grande partie de l'urètre prostatique.

Sonde, mèches, drainage. Durée de l'opération : demi-heure.

— 33 —

La prostate pèse 80 grammes.

Examen histologique (Dr Faÿsse) :

« L'hypertrophie porte sur l'élément musculaire et sur l'élément conjonctif. Ceux-ci forment de larges bandes dirigées en tous sens; en certains points, ils affectent une disposition concentrique, formant ainsi de véritables noyaux fibromateux. Les fibres musculaires forment çà et là des îlots assez importants.

« On trouve encore quelques vestiges glandulaires étouffés par l'hyperplasie fibro-musculaire.

« Quelquelques cellules inflammatoires.

« En somme, fibro myome. »

Suites opératoires : Le malade a très bien supporté l'opération; pas de schok. Les mèches et le tube sont enlevés le deuxième jour. La sonde, qui fonctionne d'ailleurs bien, est enlevée le neuvième jour.

18 avril. — Excat. Il passe de l'urine par le canal et par la plaie.

28 avril. — L'urine passe encore des deux côtés; se plaint de douleurs dans la cuisse. La langue est bonne; pas de complications, mais le malade se relève lentement.

4 mai. — Depuis hier, toute l'urine s'écoule par l'urètre; la plaie est presque fermée. Urine toutes les deux heures environ.

4 juin. — Va bien. Déclare uriner mieux qu'à 50 ans.

18 juillet. — L'urine, restée trouble pendant longtemps, s'est bien améliorée : elle est actuellement simplement louche, acide, sans odeur. Albumine : présence.

Mictions : La nuit, toutes les deux heures pour 1 litre, le jour, reste jusqu'à cinq heures sans uriner, pour une quantité un peu moindre. État général très bon.

29 août. — A engraissé de 10 kilogrammes. Urine encore un peu louche, mais en somme extrêmement améliorée. Un peu d'albumine. Résidu, 25 à 30 grammes. Capacité, 150 grammes.

28 octobre. — Urine un peu louche. Peu ou pas d'albumine.

Mictions : Quatre la nuit, de 10 heures à 8 heures. État général excellent.

Observation X (39ᵉ prostatectomie).

Résumé : Prostatisme et calculs vésicaux. — Rétention complète sans distension depuis sept ans. — Prostatectomie périnéale. — Calculs volumineux. — Guérison. — Résidu, 110 à 200 grammes.

M... François, 64 ans, mécanicien, demeurant à Vienne, entre à l'hôpital Saint-Joseph, le 6 avril 1905, pour « rétention d'urine ».

Antécédents généraux : Rien à signaler.

Antécédents spéciaux : Il a eu deux fois la blennorragie, à 18 et à 20 ans.

Affection actuelle : Elle a débuté il y a neuf ans, par de la fréquence nocturne des mictions, avec difficulté et douleur. On a sondé le malade pour la première fois à cette époque. Ces troubles de la miction ont persisté ; en plus, le malade a de temps en temps des hématuries qui sont tantôt totales, tantôt terminales. Douleurs lombaires au début de l'affection.

Il y a trois ans, rétention complète qui persiste ; le malade se sonde toutes les deux heures.

Mictions. — Fréquence : Rétention complète.

Urine : Très purulente, fétide, de réaction alcaline.

Urètre : Une Nélaton ne passe pas ; une béquille 18 passe aisément.

Vessie : Résidu, 125 grammes.

Prostate : Volumineuse, arrondie, à contour régulier ; au-dessus de sa limite supérieure, on sent un corps dur, qui paraît être un calcul vésical.

État général : Au cœur, nombreuses intermittences. Râles muqueux à la base du poumon gauche.

8 avril. — *Intervention* par M. Rafin. — Prostatectomie périnéale. — La prostate est peu profonde ; le décollement de la capsule facile. Après ouverture de l'urètre, le doigt est introduit dans la vessie : on sent deux volumineux calculs que l'on enlève. Ablation séparée des deux lobes ; pas de lobe

médian saillant dans la vessie. L'hémorragie a été assez abondante et a nécessité l'emploi de pinces à demeure. Le col vésical a été fortement dilaté, pour le passage des calculs. Tamponnement serré; tube cysto-périnéal; sonde à demeure.

Les deux calculs pèsent 65 grammes; ils sont arrondis, réguliers, peu durs, d'apparence phosphatique.

La prostate pèse 30 grammes.

Examen histologique (Dr Faysse) : « Sur cette préparation, on voit une hyperplasie très importante du tissu conjonctif et du tissu musculaire.

« Les glandes sont assez abondantes; à la périphérie, elles sont nettement en prolifération et présentent l'aspect adénomateux. Infiltration inflammatoire. C'est donc un adéno-fibro-myome. »

Suites opératoires. — Le tube et les mèches ont été enlevées le deuxième jour. La sonde fonctionne bien.

15 avril. — Hier, la plaie périnéale était un peu enflammée et douloureuse et livrait passage à très peu d'urine. Aujourd'hui, à l'aide du toucher rectal, on constate qu'il y a un peu de rétention au fond de la plaie. On enlève alors un fil pour faciliter l'écoulement.

17 avril. — La sonde se bouche, on l'enlève (9° jour). La plaie est en bon état.

2 mai. — Le malade a eu de la fièvre pendant trois jours; la plaie va bien; la vessie est vide; pas de signes pulmonaires, ni rénaux.

10 mai. — Le malade a commencé à uriner par la verge il y a deux jours. Actuellement, il passe à peu près autant d'urine par le canal que par la plaie.

13 mai. — Excat.

Le malade vient se montrer à la visite le 30 mai.

Résidu, 110 grammes ; urine trouble, sans odeur, de réaction acide.

Mictions : Trois la nuit, autant le jour, sans douleur. Le jet est assez fort.

État général parfait.

28 février 1906. — Santé parfaite.

Mictions : Une la nuit, deux à trois le jour. Bon jet.

Urines : Troubles, de réaction légèrement acide. En perd quelques gouttes, quand le besoin est très impérieux, mais jamais en toussant.

Résidu, 200 grammes. Capacité vésicale, 400 grammes.

Le résidu est trouble et d'odeur désagréable.

Examen cystoscopique pratiqué à cause des antécédents lithiasiques et à cause du résidu important trouvé dans sa vessie. Tout autour du col, on voit se dessiner des saillies prostatiques très nettes qui laissent la vessie sur un plan postérieur.

Un peu d'hydrocèle des deux côtés.

Toucher rectal : Légère induration de la région prosta-tique.

Fonctions génitales : Pas de coït depuis plusieurs années ; avait des érections avant l'opération, mais n'en a plus main-tenant.

Mort de pneumonie quelques jours après l'examen.

Observation XI (40ᵉ prostatectomie).

Résumé : Hypertrophie de la prostate. — Dysurie datant de quatre à cinq ans. — Cathétérisme depuis quatre mois et demi. — Ré-tention complète sans distension depuis vingt jours. — Prostatec-tomie périnéale. — Abcès de la prostate. — Adéno-fibrome en évolution vers l'épithélioma. — Un mois et demi après, uréthro-tomie externe pour fistule due à une oblitération complète du bout antérieur de l'urètre. — Guérison. — Résidu nul. — Incon-tinence partielle. — Tendance au rétrécissement de l'urètre.

L... Lucien, 63 ans, religieux, demeurant à Hautecombe, entre à l'hôpital Saint-Joseph, le 24 février 1904, pour « hy-pertrophie prostatique ».

Antécédents généraux : Rien de particulier.

Antécédents spéciaux : Néant. Jamais d'hématurie. L'affection actuelle a débuté, il y a quatre ou cinq ans, par une légère « dysurie » accompagnée d'un écoulement de nature indéterminée, inconstant, qui, chaque fois qu'il se produisait, calmait la dysurie. Il urinait alors souvent, goutte à goutte, ou le jet était sans force. Légère pollakyurie diurne et nocturne (trois à quatre mictions dans la nuit).

Orchite gauche, il y a deux ans, sans cause connue. Pas de rétention aiguë. A été cathétérisé pour la première fois il y a trois mois. Actuellement, se sonde ordinairement tous les soirs, et souvent le matin.

Mictions. — Fréquence : Trois mictions la nuit, cinq à six le jour.

Urines : Elles ont l'aspect de la polyurie trouble et sont de réaction alcaline.

Ni sucre, ni albumine.

Urètre : Une boule 18 passe sans donner de sensation de rétrécissement et se trouve arrêtée à l'entrée de la portion membraneuse. Une Nélaton 17 passe aisément. On fait la même constatation avec la boule à la date du 13 avril 1905; mais une Nélaton ne passe pas.

Vessie : Résidu, 200 grammes, purulent, surtout les dernières gouttes, qui sont laiteuses.

Prostate : Grosse comme un marron d'Inde, charnue, uniforme.

État général : Assez bon; constipation habituelle. Le malade refuse la prostatectomie; on lui conseille de faire tous les jours un cathétérisme suivi d'un grand lavage.

Le malade rentre de nouveau à l'hôpital le 10 avril 1905. A sa sortie, il se sondait deux fois par jour.

Depuis trois mois, il se sonde deux fois parce que les envies d'uriner sont devenues plus fréquentes.

Il y a quinze jours, il a eu un violent accès de fièvre avec frisson; depuis ce temps-là, il se sonde cinq à six fois et n'urine plus spontanément.

Il y a huit jours, orchite droite; actuellement les phéno-

'mènes aigus ont disparu, et il ne reste dans le testicule qu'un peu de liquide, ainsi qu'une induration de l'épididyme sur toute son étendue.

A gauche, il existe une fistule provenant d'un abcès du testicule qui s'est ouvert en avril 1904. La prostate est très volumineuse et se termine en haut par un bourrelet très net.

L'urine est modérément purulente, mais d'odeur fétide.

14 août. — Le malade est sondé cinq fois par jour. Résidu variant de 100 à 300 grammes. Pas de fièvre. La rétention est complète.

15 avril 1905. — *Prostatectomie périnéale* par M. RAFIN. — Dès l'incision de la capsule, il s'écoule une grande quantité de pus, venant d'une cavité située en arrière de la prostate. Celle-ci, très friable, est enlevée en plusieurs morceaux. Après son ablation, en sent en arrière un tissu épais, constituant la paroi postérieure de l'abcès. Le col de la vessie est ouvert très largement, effondré pour ainsi dire. Hémorragie assez abondante. Drain cysto-périnéal, mèches. béquille n° 20 à demeure.

La prostate pèse 45 grammes; elle contient dans son épaisseur de nombreux petits fibromes de la grosseur moyenne d'un pois.

Examen histologique (Dr Faÿsse) :

« L'aspect général de la préparation est celui d'un adénofibrome. Les glandes sont nombreuses, les cavités glandulaires très nettes. La paroi est bien distincte et tapissée par une ou deux rangées de cellules épithéliales. Le stroma est formé de fibres conjonctives assez abondantes.

« Mais, en certains points, l'aspect des glandes se modifie et il y a des réserves à faire. On voit la paroi devenir moins distincte; elle est tapissée par plusieurs rangées de cellules et çà et là celles-ci forment de gros bouquets implantés sur la paroi. En certains points, la paroi est rompue et deux cavités glandulaires communiquent entre elles.

« En somme, il s'agit d'un adéno-fibrome en évolution vers l'épithélioma. »

Suites opératoires : Les mèches ont été enlevées le premier jour, et le drain le deuxième. Quant à la sonde, elle est sortie spontanément le cinquième jour. Toute l'urine passe par la plaie.

15 mai. — Depuis quatre à cinq jours, le malade ne perd plus involontairement ses urines par la plaie pendant la nuit; mais il persiste encore une légère incontinence périnéale pendant le jour. Il ne passe point d'urine par le canal.

4 juin. — Le malade présente toujours une petite fistule périnéale. Il a même eu, ces jours-ci, à différentes reprises, des crises de rétention, accompagnées de vives douleurs et durant plusieurs heures.

Aujourd'hui, on fait une incision de façon à débrider la fistule. Cette incision met à jour un trajet anfractueux resserré en un point par la cicatrice de la précédente opération. En aval de ce point, cette même cicatrice obstrue le canal et explique la formation et la permanence du trajet fistuleux. On a mis une sonde à demeure, qui est sortie spontanément au bout de cinq jours; mais aussitôt le malade a uriné en partie par le canal.

18 juillet. — Depuis un mois environ, toute l'urine s'écoule par l'urètre : elle est limpide. Actuellement, deux mictions la nuit, quatre à cinq le matin, autant l'après-midi ; mais toujours un peu d'incontinence, surtout le soir. On passe une sonde conique olivaire n° 20 à frottement un peu dur. Le résidu est nul. L'état général est bon. Exeat.

19 octobre 1905. — Le malade revient se montrer; il a toujours de l'incontinence, surtout quand il marche, et quelquefois la nuit : deux mictions nocturnes.

Une boule n° 20 est arrêtée à la partie la plus profonde du périnée où on la sent encore. Il en est de même d'un n° 16; mais un n° 12 passe aisément. Une sonde conique olivaire n° 12 est arrêtée au niveau de la région prostatique; on passe facilement une sonde béquille n° 14.

Résidu à peu près nul; urine louche, sans odeur.

28 octobre. — On a passé quelques bougies les jours précédents. Aujourd'hui, on passe une bougie nº 20. Depuis la dilatation, il se mouille moins; mais cela est peut-être dû au repos.

7 mars 1906. — État général excellent.

Mictions : Une ou deux fois la nuit (coucher 8 heures du soir, lever 3 heures du matin); le jour, toutes les heures ou deux heures. Plus d'incontinence nocturne; pendant la journée, se mouille encore quelquefois, surtout dans la marche; il existe néanmoins de ce côté-là une amélioration sensible.

Capacité vésicale, 250 grammes. Résidu nul. Urine un peu louche, sans sucre, ni albumine. Une boule nº 18 donne une sensation nette de rétrécissement au niveau de la cicatrice. D'ailleurs, le malade trouve que son jet a une tendance à se rétrécir, et il se passe des bougies de 16 à 22.

Toucher rectal : Région prostatique plate.

TROISIÈME GROUPE. — **Rétentions chroniques
incomplètes.**

OBSERVATION XII (27e prostatectomie).

RÉSUMÉ : Prostatisme. — Rétention chronique incomplète avec
distension. — Évacuation progressive. — Relèvement de l'état
général. — Prostatectomie péritonéale. — Guérison par première
intention. — Orchite.

M. D..., 70 ans, demeurant à Lyon, est vu par le Dr Rafin,
le 7 janvier 1904.

Antécédents généraux : Est sujet aux migraines. Au mois de
novembre 1902, il eut une entorse du genou qui nécessita
une immobilisation de cinq à six semaines.

Antécédents spéciaux : Néant.

Début de la maladie : A 54 ans, à la suite d'un voyage à
Paris, il eut une crise de rétention qui dura deux ou trois
jours. Depuis lors, à trois reprises différentes, à 64 ans, à
67 ans et il y a deux ans, en revenant de voyage, il eut des
accidents semblables. Jamais de coliques néphrétiques,
jamais de sable dans les urines.

Jusqu'au mois de novembre 1902, c'est-à-dire jusqu'au
moment où il eut son entorse, le malade n'a qu'une miction
pendant la nuit (sauf l'été, pendant la saison des fruits, où il
en a deux). Pas d'augmentation pendant que le malade est
immobilisé; mais après, au mois de janvier 1903, les mictions nocturnes sont au nombre de deux, en même temps
qu'apparaissent des troubles digestifs. Au mois de mai 1903,
légère incontinence nocturne et au mois de novembre de la
même année, incontinence toutes les nuits. Les mictions
deviennent plus fréquentes, quatre en moyenne, l'inconti-

nence survenant le matin de préférence. Cet état persiste depuis; le malade accuse en outre des troubles digestifs, surtout depuis le 15 mars : bouche mauvaise, soif, constipation.

État actuel. — *Mictions.* — Fréquence : cinq à six pendant la nuit, autant pendant le jour. Incontinence nocturne.

Urines : Limpides, de réaction acide, sans sucre ni albumine. Pas d'hématurie. Cultures aérobies et anaérobies stériles.

Urètre : Une Nélaton 15 passe aisément.

Vessie : Elle remonte jusqu'à l'ombilic.

Prostate : Très grosse, sans bosselure.

Reins : Le rein droit n'est pas accessible; le gauche est perceptible et semble un peu gros (malade amaigri, à parois dépressibles).

État général : Laisse à désirer. Peu d'appétit, langue humide, constipation. Œdème latent des malléoles.

Du 8 janvier au 2 mars, le malade est soigné chez lui : le Dr Rafin, puis le Dr Bonnier, interne à l'hôpital Saint-Joseph, le sondent très régulièrement tous les jours, après avoir vidé progressivement sa vessie. Peu à peu, l'état général se relève, l'urine restant limpide, sauf cependant à une ou deux reprises où elle a été un peu louche. Les analyses d'urines (Mérieux) ont noté à un moment donné un peu d'albumine.

Le 2 mars, le malade entre à l'hôpital Saint-Joseph.

3 mars. — *Intervention* par M. RAFIN. — Prostatectomie périnéale. — Décortication difficile et mal réalisable. Incision de l'urètre prostatique. Le lobe gauche (le plus gros) est arraché péniblement et enlevé par morceaux.

Le lobe droit, au contraire, est extrait en un seul bloc. On enlève ensuite par énucléation et après incision de la muqueuse un lobe moyen qui fait une saillie de la grosseur d'une noix dans la vessie et que le doigt, introduit dans la vessie a ramené au dehors. Le col de la vessie est mou et peu contractile. L'urètre membraneux a été respecté. Sonde à demeure, cysto-drainage périnéal. L'hémorragie a été assez abondante; et le malade, pâle ordinairement, était d'une pâleur inquiétante. On tamponne fortement la plaie. Durant l'opération, on a injecté 400 grammes de sérum.

La prostate pèse 50 grammes; son lobe moyen 20 grammes.

Examen histologique (Mérieux) :

« Cette prostate nous offre de l'hypertrophie ou mieux de l'hyperplasie portant sur sa partie glandulaire et sur son stroma. La glande offre nettement l'aspect adénomateux : les tubes glandulaires sont abondants et leur paroi est revêtue en général de deux ou plusieurs couches de cellules épithéliales.

« En général cependant les tubes ont une lumière nette, l'aspect des cellules épithéliales reste typique et les cellules épithéliales n'ont aucune tendance à faire effraction hors de la membrane propre du tube.

« Le stroma épais est constitué presque uniquement par des fibres musculaires lisses.

« Il s'agit en somme d'un adéno-myome. »

Suites opératoires. — Le malade a mis un certain temps pour s'éveiller, il est faible. Le soir, il a présenté un état lypothymique avec pâleur, sueurs abondantes; son pouls est faible et irrégulier.

Les mèches et le drain sont enlevés le deuxième jour; il se produit alors une légère hémorragie qui s'arrête spontanément.

Le malade est toujours faible, avec des tendances marquées à la syncope.

Les jours suivants son état général s'améliore.

13 mars. — Douleurs localisées dans la partie antérieure du canal. On constate un petit suintement séro-purulent entre le méat et la sonde : on enlève alors celle-ci (dixième jour) après avoir introduit et laissé 100 grammes de liquide dans la vessie. La sonde enlevée, le malade urine très bien et rejette les 100 grammes de liquide; il peut même suspendre sa miction et la reprendre au bout d'un moment.

31 mars. — La nuit, cinq mictions pour 900 grammes

d'urine; le jour, mictions toutes les heures à peu près, de crainte de se mouiller, pour 550 grammes d'urine. Celle-ci est toujours un peu trouble, sans odeur. Quantité d'albumine assez notable. Il s'écoule un peu d'urine par l'urètre involontairement.

Appétit bon.

1er avril. — Poussée d'orchite du côté gauche. En même temps, la température s'élève à 39°. Urine trouble. Les jours suivants, ces phénomènes s'amendent; le malade va bien. Il ne perd jamais ses urines la nuit; le jour, quelquefois, lorsqu'il tousse. La plaie est cicatrisée.

23 avril. — Nouvelle poussée d'orchite, mais plus légère que la première.

L'urine s'est bien améliorée. Plus d'incontinence. Fait le coup de piston en urinant. Les mictions sont un peu plus espacées, surtout le jour. Le malade a uriné 250 grammes en une fois. il quitte l'hôpital le 30 avril, dans un excellent état général.

Il est revu le 12 juillet : santé parfaite. Il a engraissé et n'a plus de migraines. Mictions : une la nuit, deux le jour. Point de perte d'urine, même dans les efforts de toux.

13 avril 1905. — Le malade va bien. Urine encore louche mais sans odeur, de réaction acide, contenant un peu d'albumine.

Mictions aisées : Il en a une la nuit vers 3 heures du matin. Le jour, il reste parfois plusieurs heures sans uriner. On trouve encore au testicule gauche un noyau de la grosseur d'une petite noisette, un peu sensible.

5 mars 1906. — Le malade écrit qu'il fait le tour de France et qu'il ne s'est jamais si bien porté. Disparition complète des migraines.

Avril 1906. — *Mictions* : Nuit, quatre pour 950 grammes d'urine; jour, trois pour 620 grammes.

Sondé : résidu nul.

Observation XIII (30e prostatectomie).

Résumé : Hypertrophie de la prostate. — Crises intermittentes
de rétention. — Prostatectomie périnéale. — Perforation du rectum. — Guérison. — Résidu nul. — Incontinence partielle persistant pendant un an environ.

M..., 72 ans, mineur, demeurant à Grand-Croix (Loire),
entre à l'hôpital Saint-Joseph le 25 juillet 1904, pour rétention d'urine. Envoyé par le Dr Bertaud.

Antécédents généraux : Rhumatismes dans les jointures à
37 ans. Sciatique droite l'année dernière.

Antécédents spéciaux : Jamais de coliques néphrétiques, ni
de gravier dans les urines.

Blennorragie à 21 ans, qui n'a pas laissé d'écoulement
chronique. Jamais de syphilis. Buvait beaucoup autrefois.

Affection actuelle : Il y a quinze ans, après quelques liba-
tions, le malade a eu brusquement un accès de rétention qui
a nécessité un sondage. Depuis, s'est sondé lui-même : un
cathétérisme en moyenne tous les deux mois. Les crises de
rétention sont déterminées par la fatigue ou les écarts de
régime. Elles coïncident avec des urines claires et abondantes. Quand celles-ci sont troubles, le malade se porte
mieux. Depuis quelque temps, les mictions sont très fréquentes. Rétention brusque la nuit dernière : le sondage a
été impossible. On a fait alors une ponction hypogastrique.

Pas de coït depuis quinze à dix-huit ans. Veuf depuis
vingt-sept ans.

Mictions. — Fréquence : Besoins d'uriner continuels. Douleur modérée. Elle n'est pas influencée par les secousses, les
promenades en voiture, ni les voyages en chemin de fer.

Urine : Sans odeur, acide, légèrement louche. Ni sucre, ni
albumine. Jamais d'hématurie.

Urètre : Un explorateur à boule n° 20 franchit un rétrécissement diaphragmatique à 4 centimètres en arrière du

méat et donne une sensation de ressaut à l'entrée de l'urètre membraneux.

Vessie : A l'entrée, elle remonte à trois travers de doigt au-dessus du pubis. Résidu, 300 grammes.

Prostate : Grosse comme une mandarine, globuleuse, dure. Légère bosselure à la partie externe du lobe droit.

État général : Poumons, néant. Cœur, bruit de piaulement.

30 juillet. — Dans la soirée, le malade a eu une rétention brusque d'urine. Impossibilité de passer une Nélaton 16 ; on introduit alors une sonde à béquille. Le lendemain, a uriné beaucoup de sang.

4 août. — Examen cystoscopique : la prostate forme une couronne saillante, sans lobe intravésical. La vessie paraît saine, à part quelques petites colonnes latérales.

7 août. — Huit mictions la nuit pour 400 grammes d'urine, dix dans une demi-journée pour 350 grammes.

État général bon, mais peu d'appétit.

9 août 1904. — *Prostatectomie périnéale* par M. RAFIN. — Décollement capsulaire aisé. Pas de lobe intravésical. Sphincter membraneux intact, mais le sphincter vésical a été un peu effondré. Le périnée était très maigre ; la découverte de la prostate a été faite le médius étant dans le rectum.

La prostate dénudée, le rectum était resté intact. Mais à la fin de l'opération, en faisant le toucher, on constate une déchirure rectale, pouvant admettre l'index, et située juste au-dessus du sphincter : on croit pouvoir l'attribuer à un coup de ciseaux pendant l'ablation de débris de la capsule. Suture à trois plans de la déchirure, l'un profond au catgut Repin, les deux autres superficiels au catgut chromique. Sonde à demeure et cysto-drainage périnéal.

Poids de la prostate, 55 grammes.

L'examen histologique de la pièce a été pratiqué chez M. Mérieux :

« Il s'agit d'une hypertrophie prostatique banale portant sur tous les éléments de la glande ; tubes glandulaires, tissu connectif fibreux et fibres musculaires lisses. En somme, adéno-fibro-myome prostatique, mais c'est l'adénome qui me paraît prédominer. »

Suites opératoires. — Les mèches et le drain périnéal ne sont laissés en place que trente-huit heures ; le malade ne pouvant uriner ; d'autre part, comme il se plaint de souffrir au niveau de la verge (douleurs dues probablement aux caillots de la vessie), on retire la sonde. Durant les trois jours qui suivirent l'opération, la température n'a pas dépassé 38°, mais le malade a eu un frisson.

17 août. — Le malade n'a pas encore eu de selle. Aujourd'hui, purgatif.

29 août. — Va bien. Les matières passent par le rectum. Les urines sont retenues : une partie passe par la verge, une autre partie par la plaie.

Mictions environ toutes les deux heures la nuit.

Il ne se mouille pas, mais les gaz passent par la plaie.

La suture du rectum n'a pas tenu ; il s'est produit à ce niveau un peu de sphacèle.

31 août. — Poussée d'épididymite double, sans fièvre.

19 septembre. — Les testicules sont à peu près guéris.

Plaie périnéale fermée. Le malade retient ses urines, sauf dans les mouvements brusques.

4 octobre. — L'incontinence partielle persiste encore ; ne perd pas ses urines quand il est couché. Celles-ci sont à peine louches, sans albumine. Capacité, 125 grammes. Résidu nul. Le malade affirme que des gaz sortent par la plaie, mais les matières sont évacuées par l'anus. Exeat.

8 mars 1905. — Mictions : la nuit, toutes les deux heures, autant le jour. Le soir, légère incontinence ; celle-ci diminue progressivement.

9 février 1906. — État général excellent, bon appétit, selles régulières.

Urines : Légèrement dépolies. Pas d'albumine.

Mictions : La nuit (de 6 heures du soir à 6 heures du matin) toutes les deux heures pour 800 grammes d'urine ; le jour, 600 grammes, mais est allé deux fois à la selle. Résidu nul. Capacité vésicale, 180 grammes. Plus d'incontinence.

Toucher rectal : Petite dépression au-dessous du sphincter.

Fonctions génitales : Pas de coït quatre ans avant l'opération. Après celle-ci, quelques rêves érotiques, mais on ne sait dire s'il y a eu des érections.

OBSERVATION XIV (31ᵉ prostatectomie).

RÉSUMÉ : Prostatisme. — Dysurie datant de dix ans. — Rétention chronique incomplète avec distension. — Se sonde depuis trois ans : Prostatectomie périnéale. — Guérison. — Résidu, 10 grammes.

Ch..., 65 ans, ecclésiastique, demeurant à V... (Drôme), entre à l'hôpital Saint-Joseph, le 8 octobre 1904.

Antécédents généraux : Personnellement, bronchite il y a quatre ans, suivie de laryngite. Fièvre éruptive à 18 ans.

Une affection inflammatoire aurait débuté, il y a trois semaines, à l'œil gauche. Actuellement, on note des traces de conjonctivite, une déformation de l'iris et une perte presque complète de la vision de ce côté.

Antécédents spéciaux : Pas de blennorragie. Pas de coliques néphrétiques.

Début de la maladie : Il y a dix ans environ. Le malade aurait eu, à ce moment, une inflammation dans les bourses, avec suppuration du côté gauche. Cet abcès serait survenu après une rétention d'urine pour laquelle on fut obligé de le sonder. Il continua à se sonder lui-même pendant un mois. La guérison fut à peu près complète, mais il conserva ses urines troubles. Pendant les quatre ou cinq années qui suivirent, il urina seul, mais avec quelques difficultés.

Après cette période, il eut des hémorragies sans nouvelle rétention. Celle-ci s'est reproduite seulement il y a trois ans. Depuis, il se sonde lui-même (actuellement deux à trois fois par jour) avec une béquille et se fait quelquefois saigner.

Lorsqu'il s'abstient de le faire, il a du ténesme, souffre, urine très peu. Les urines sont sales. Pas de fièvre.

État actuel. — *Mictions.* — Fréquence : Depuis un mois, se sonde deux fois par jour ; le reste du temps, il urine difficiellement.

Douleur : Souffre peu quand il se sonde.

Urine : De réaction alcaline et d'odeur forte, purulente. Ni sucre, ni albumine.

Urètre : Une boule 18 passe avec sensation de résistance, sauf dans la traversée prostatique.

Vessie : Résidu. On sonde à 5 heures le malade, qui s'était sondé lui-même à 7 heures du matin. On retire 700 grammes.

Prostate : Grosse, plate, irrégulière ; lobe droit un peu plus gros que le gauche. Après le toucher de la prostate, on constate une goutte de pus au méat.

Testicule gauche : Atrophié, contourné par un gros épididyme, induré surtout à la tête et à la queue, siège d'une ancienne suppuration.

Testicule droit : Il semble y avoir du liquide dans la vaginale.

Varicocèle double.

État général : Bon. Langue bonne.

Rien aux poumons, ni au cœur. Pas de fièvre.

Éruption de psoriasis intense datant de vingt ans.

15 octobre. — Le malade urine assez souvent et souffre. On essaye d'introduire l'explorateur ou le cystoscope dans la vessie ; on est arrêté par l'obstacle prostatique.

Depuis que le malade est sondé régulièrement, les mictions spontanées sont très faibles, 150 à 200 grammes par jour.

18 octobre. — *Prostatectomie périnéale* par M. RAFIN. — L'ablation de la prostate fut assez difficile. Il y avait deux gros lobes moyens ; leur ablation occasionna une dilacération assez forte de l'orifice vésical. Urètre membraneux ménagé. Hémorragie assez abondante. Sonde à demeure et cysto drainage périnéal.

Poids de la prostate, 104 grammes.

Examen histologique (Dr Faÿsse) :

« On note une grande abondance de tubes glandulaires.

Le stroma, beaucoup moins hypertrophié, est constitué par du tissu fibreux et par des fibres musculaires. C'est avant tout un adénome. »

Suites opératoires — Le drain est enlevé le deuxième jour. La sonde a bien fonctionné jusqu'au cinquième jour ; à ce moment-là, comme elle ne fonctionnait plus, on l'a enlevée. On a essayé d'en remettre une autre, mais elle est bouchée presque aussitôt por des glaires et des incrustations calcaires qui persistent dans la vessie, malgré les lavages qui ont été faits auparavant trois fois par jour.

25 octobre. — Le malade a la langue sèche, le teint jaune et des transpirations abondantes. Il va difficilement à la selle, malgré les purgations. En somme, état assez peu brillant. La plaie est en voie de se fermer. On y introduit le doigt et l'on constate qu'il y a du pus retenu au niveau de la prostate. On le fait sortir en ouvrant davantage la plaie ; puis, tous les jours, on introduit le doigt dans le rectum et l'on appuie du côté de la prostate. A la suite de ces manœuvres, l'état du malade s'améliore, sa langue est moins sèche et il commence à s'alimenter.

1er novembre. — La plaie bourgeonne bien, et il ne sort plus de pus ; mais il ne s'écoule point d'urine par la verge.

10 novembre. — Depuis avant-hier, le malade ne se mouille presque plus, et urine assez abondamment par le canal. Lorsqu'il est debout cependant, il perd presque totalement ses urines. Aujourd'hui, il a uriné spontanément par le canal, et en une seule fois, 500 grammes.

24 novembre. — Hier, pour la première fois, le malade a conservé ses urines pendant vingt minutes, et a uriné ensuite par le canal. La plaie est réduite à une fistule.

14 décembre. — La semaine dernière, pendant trois jours (9, 10, 11 décembre), le malade ne s'est pas mouillé ; depuis lors, il passe de temps en temps un peu d'urine par la plaie, qui est presque entièrement cicatrisée. Il n'a jamais eu d'incontinence par le canal.

Urine trois à quatre fois le jour et trois fois la nuit.

15 décembre. — Depuis deux jours, il ne se mouille plus. Résidu, environ 10 grammes; urine modérément louche.

Capacité vésicale, 200 grammes.

Il a uriné hier, le jour 950 grammes en quatre mictions; la nuit 700 grammes en trois mictions.

État général satisfaisant. Exeat.

12 janvier 1905. — Il ne passe plus d'urine par la plaie depuis environ vingt jours.

Résidu, 10 grammes, légèrement louche, sans odeur, de réaction acide, pas d'albumine.

Capacité vésicale, 300 grammes.

État général excellent. Plus de traces d'érosions cutanées. Le testicule droit est un peu gros, et a été un peu plus sensible il y a trois semaines.

Pas d'incontinence urétrale, même en poussant.

24 mai 1905. — Le malade revient parce qu'il a le testicule droit un peu gros et douloureux depuis dix jours environ.

Bon état général.

Les urines émises spontanément sont un peu louches, sans odeur.

Mictions : Trois ou quatre fois la nuit; toutes les trois ou quatre heures le jour.

2 mars 1906. — Lettre du malade.

Mictions : Quatre la nuit pour 8 à 900 grammes d'urine quatre à cinq le jour pour 7 à 800 grammes. Urine louche.

18 mai 1906. — Revu aujourd'hui. Bon état général. Résidu, 10 grammes. Urine claire.

Observation XV (33ᵉ prostatectomie).

Résumé : Prostatisme. — Rétention chronique incomplète avec distension. — Incontinence nocturne. — Cicatrisation rapide (en dix-sept jours). — Réouverture de la plaie. — Fistules persistantes. — Orchites suppurées.

C... Clément, 58 ans, cultivateur, demeurant au Bois-d'Oingt (Rhône), entré le 3 novembre 1904, à l'hôpital Saint-Joseph, pour « hypertrophie de la prostate ».

Antécédents généraux : Père mort d'un cancer de l'estomac, mère morte d'une fluxion de poitrine ; quatre frères et sœurs morts, trois autres bien portants.

Nie la syphilis et l'alcoolisme.

Le malade a une maladie d'estomac qu'il fait remonter à l'âge de 23 ans ; au début, hématémèse, vomissements alimentaires, crises gastralgiques. Il fit de nombreuses saisons à Vichy qui améliorèrent son état. Est obligé de suivre un régime.

Il se plaint aussi de douleurs lombaires.

Antécédents spéciaux : Blennorragie à 20 ans.

Ulcération sous la verge qui a persisté pendant longtemps.

Pas de coliques néphrétiques, ni de graviers.

Affection actuelle : Elle remonte à plus de deux ans. Elle a débuté par des difficultés à la miction, associées à un état de constipation opiniâtre.

Depuis un mois et demi, il perd ses urines en dormant ; à l'état de veille, le besoin se fait sentir et il n'a pas d'incontinence.

Jamais d'hématurie. Il n'a jamais été sondé.

Actuellement. — *Mictions.* — Fréquence : Cinq à six fois le jour, quatre à cinq fois la nuit.

Incontinence nocturne.

Douleur : Ne souffre pas.

Urine : Limpide. Jamais de sang.

Urètre : Une Nélaton 18 passe bien.

Vessie : Remonte à trois ou quatre travers de doigt au-dessous de l'ombilic.

Prostate : De la grosseur d'un marron d'Inde, plate, de consistance dure et uniforme.

Reins : Sous les très fortes inspirations, on sent le rein gauche très mobile.

État général : Au cœur, probablement rétrécissement et insuffisance aortiques. Rien aux poumons. Dyspepsie urinaire ; dégoût, soif.

3 novembre. — Évacuation progressive avec lavage substitutifs.

9 novembre. — Le malade, auquel on faisait deux cathétérismes par jour, est maintenant sondé trois fois en vingt-quatre heures, parce que ses urines sont devenues troubles, de réaction légèrement alcaline et d'odeur forte. Aujourd'hui, elles sont redevenues claires et contiennent un peu d'albumine. Trois mictions noctures pour 300 grammes d'urine ; ce matin, on retire 530 grammes.

13 novembre. — Dans la journée d'hier, les mictions spontanées ont cessé. L'urine du sondage est sale ; et dans la soirée, le malade a eu un frisson.

Pour ces raisons, et aussi, parce que la température a une marche ascendante, on met aujourd'hui une sonde à demeure avec bouchon.

Les jours suivants, à la suite de cette manœuvre, les urines se sont clarifiées, devenues acides, et la température est tombée.

23 novembre. — On a enlevé hier la sonde à demeure.

Actuellement, aucune miction spontanée ; on le sonde trois fois.

Urines à peine louches, de réaction acide. État général, très amélioré.

28 novembre. — Le malade se trouve beaucoup mieux ; sa langue est humide ; la sensation de soif a disparu.

L'appétit est revenu ; les digestions restent toutefois un peu lentes.

On le sonde quatre fois par jour. Les résidus varient de 250 à 520 grammes. Les mictions spontanées sont réduites à moins d'un verre par jour.

L'urine contient un peu d'albumine.

29 novembre. — *Intervention par M. RAFIN.* — Prostatectomie périnéale. — La prostate est profonde et de petit volume. Après incision de la capsule et de l'urètre membraneux, on l'enlève par morcellement. Il n'y a pas de lobe saillant dans la vessie. Du côté droit, l'urètre prostatique est bien aminci après ablation de la prostate; à gauche, il conserve une épaisseur de 2 à 3 millimètres. Le doigt introduit dans la vessie est assez serré, et la muqueuse forme à l'entrée une légère bride saillante, qui n'a pas été incisée.

Poids de la prostate, 7 grammes; tissu d'apparence fibreuse. Cysto-drainage périnéal et sonde à demeure.

Examen histologique (Mérieux) :

« Ce qui frappe surtout dans ces préparations de prostate, c'est le développement du stroma de la glande, stroma qui est presque entièrement constitué par du tissu musculaire lisse. Les fibres musculaires très abondantes, et dirigées dans tous les sens, forment des travées épaisses séparant les lobules et culs-de-sac glandulaires.

« L'élément glandulaire est aussi bien développé, mais est resté typique : les culs-de-sac sont tapissés en général par une couche unique de cellules d'apect normal. Ces culs-de-sac sont abondants.

« Donc, adéno-myome prostatique. »

Suites opératoires : Elles ont été bonnes. Le drain fonctionnant bien, le malade ne s'est pas mouillé.

La sonde à demeure a été enlevée le septième jour; à la suite, le malade a eu de l'incontinence par la verge, mais il n'est rien sorti par la plaie, quoique la vessie ne soit pas complètement vide.

9 décembre. — Aujourd'hui, toute l'urine passe par la plaie, qui s'est largement ouverte. Ceci est la conséquence probable de l'ablation prématurée de la sonde.

14 décembre. — Depuis trois jours, le malade urine par le canal (1 litre 1/2 le 12 décembre); mais néanmoins l'urine continue à filtrer par la plaie. La nuit dernière cependant, il ne s'est pas mouillé, et a uriné toutes les deux heures abondamment. Dans la journée, il a ensuite reperdu par sa plaie, sans avoir jamais d'incontinence par le canal.

16 décembre. — Plus de perte d'urine; de plus, le jet peut être retenu à volonté.

22 décembre. — L'état général est très satisfaisant :

l'appétit est bon, les digestions meilleures et les selles plus faciles.

Urines : Très trouble.

Mictions : cinq la nuit pour 1,250 grammes ; le jet d'abord faible augmente de force. Exeat (trois semaines après l'opération).

Le malade rentre de nouveau à l'hôpital Saint-Joseph le 30 octobre 1905, parce qu'il présente une fistule au périnée. On explore l'urètre et l'on constate qu'une boule 18 est arrêtée à l'entrée de l'urètre prostatique, puis le franchit.

1er novembre 1905. — On ne peut passer ni une sonde conique olivaire 18, ni une Nélaton 15, mais on parvient à introduire une béquille 18. Résidu, 500 grammes environ d'urine purulente, odorante, de réaction alcaline. On place une sonde à demeure.

8 novembre. — Le toucher rectal n'indique qu'une tuméfaction de la région prostatique. Résidu, 500 grammes.

2 décembre. — On enlève la sonde à demeure, et l'on cathétérise alors le malade trois fois par jour, car il ne peut uriner spontanément ni par la verge, ni par la fistule.

5 décembre. — Orchite double.

12 décembre. — Depuis hier, le malade présente au périnée une tuméfaction douloureuse, de la grosseur d'une noix. M. Rafin se décide aujourd'hui à intervenir. Une sonde béquille 18 est placée dans l'urètre ; puis incision périnéale de la prostatectomie. On tombe sur du tissu fibreux ; le trajet fistuleux est ouvert, mais on ne trouve aucune cause qui puisse expliquer la suppuration. (C'est en somme cet abcès qui provoquait la rétention.) La vessie est ensuite explorée par un doigt introduit dans une boutonnière faite dans l'urètre prostatique.

Suture partielle de la plaie périnéale ; mèches.

Incision de la bourse droite, sur une longueur de 3 centimètres : il s'écoule un liquide séro-purulent. Sonde à demeure.

11 janvier 1906. — Cette nuit, il s'est écoulé par le canal et

par la plaie du pus très épais et fétide. Cet écoulement purulent, au dire du malade, aurait été précédé de quelques heures par une douleur assez vive au niveau de la plaie. Actuellement, urine spontanément et ne souffre plus.

Un phénomène semblable à celui-ci s'était déjà produit il y a une quinzaine de jours pour la première fois.

23 janvier. — Une boule n° 18 est arrêtée à 2 centimètres en avant de la fistule. Une boule n° 16 franchit ce point en donnant une sensation de rétrécissement et est arrêtée dans la zone qui correspond à la fistule. Pendant les mictions, une partie de l'urine passe par la fistule, une partie par le canal. En dehors des mictions, le malade se mouille un peu involontairement.

Le même jour, après avoir placé une sonde dans l'urètre, on ouvre le périnée suivant une double incision prolongeant les plis inguino-scrotaux et se croisant sur la ligne médiane. On ne rencontre pas de pus, mais on trouve le trajet fistuleux correspondant à l'orifice périnéal et aboutissant dans la vessie. L'index gauche étant dans le rectum, on sectionne tous les tissus jusqu'à la loge prostatique. On ouvre la vessie, le doigt y pénètre ; mais on ne trouve rien qui puisse expliquer la suppuration.

Thermo-cautérisation du trajet fistuleux. Mèches. Sonde à demeure.

18 février. — La plaie bourgeonne activement, et a de la tendance à se fermer. On a eu soin d'introduire des mèches, de façon à obtenir la cicatrisation profonde avant l'occlusion de la plaie superficielle.

OBSERVATION XVI (31ᵉ prostatectomie).

RÉSUMÉ : Prostatisme. — Rétention incomplète avec distension. — Incontinence nocturne. — Prostatectomie périnéale. — Résidu, 50 grammes. — Urine trouble.

B...., 73 ans, demeurant à X... (Rhône), est vu par le Dr Rafin, le 25 novembre 1904.

Antécédents généraux : Fièvre typhoïde lorsqu'il était étudiant. Fluxion de poitrine il y a vingt-cinq ans. Quelques excès de table.

Antécédents spéciaux : Deux à trois blennorragies vers 20 ans. Il y a une vingtaine d'années, sans cause apparente, il a uriné du sang, à plusieurs reprises, pendant huit jours. Depuis cette époque, il a eu quelques douleurs dans les reins, surtout à droite, mais il n'a jamais eu de véritables crises néphrétiques.

Début de la maladie : Depuis un an, plusieurs mictions nocturnes et, depuis trois semaines, incontinence nocturne avec cinq mictions en plus. Pendant le jour, les mictions sont un peu plus fréquentes qu'auparavant.

Urine : Limpide, pâle, sans sucre, ni albumine. Jamais d'hématurie.

Urètre : Avec un conducteur, on fait passer aisément un Béniqué 42.

Vessie : Par le toucher et la palpation, on note qu'elle remonte jusqu'à l'ombilic.

Prostate : Grosse et plate. Il est difficile de préciser la limite supérieure, en raison de la réplétion de la vessie.

État général : A maigri un peu, teint pâle. Ne mange plus de viande depuis un an ; soif assez vive.

Il entre à l'hôpital Saint-Joseph, le 1er décembre, dans le même état.

1er décembre. — Cathétérisme aisé avec une Nélaton 15 ou 16 ; on laisse écouler 500 grammes d'urine limpide. Lavage substitutif boriqué et nitraté. Aussitôt après, on explore le canal. Une boule n° 18 passe sans sensation, mais elle est arrêtée à l'entrée de la portion membraneuse.

3 décembre. — Tentative de cathétérisme. On ne peut passer ni une Nélaton, ni une béquille. On est toujours arrêté au même point.

8 décembre. — Le malade a été laissé au repos ; son état est le même.

Une Nélaton 15 ne passe pas. Une boule 18 est arrêtée ; par

le palper périnéal, il semble que l'on est arrêté à l'entrée de la portion membraneuse. Une boule 14 ou 15 passe.

On introduit ensuite une béquille 15; on laisse écouler 600 grammes d'urine limpide, sans albumine. Lavage substitutif boriqué et nitraté.

Les jours suivants, on continue l'évacuation progressive de la vessie, à raison de quatre cathétérismes dans les vingt-quatre heures.

18 décembre. — Le malade n'a pu être sondé le matin ; le soir, on passe un Béniqué 42 sur conducteur ; après quoi, une Nélaton passe aisément et on la laisse à demeure.

20 décembre. — *Intervention* par M. RAFIN. — Prostatectomie périnéale. — La prostate est très dure et très adhérente à la capsule. On enlève successivement le lobe droit et le lobe gauche. Pas de lobe médian saillant dans la vessie.

Mèches, sutures, sonde à demeure. Drainage cysto-périnéal.

Poids de la prostate, 45 grammes.

Examen histologique (Mérieux) :

« Sur cette préparation, on constate que la glande prostatique a presque totalement disparu sous l'influence du développement de son stroma et tout particulièrement de ses fibres musculaires.

« La préparation est, en effet, entièrement remplie par des faisceaux volumineux de fibres musculaires, les uns coupés parallèlement à leur longueur, les autres transversalement ; d'autres plus ou moins obliquement. Ces faisceaux sont séparés par des travées de tissu fibreux assez riche en noyaux. Au sein de ces travées, on trouve des traces, d'ailleurs rares et dissimulées, de l'élément glandulaire ; quelques petites cavités tapissées par un épithélium bas ou quelques amas discrets de cellules épithélioïdes représentant tout ce qui reste de la glande prostatique (du moins dans la portion soumise à notre examen).

« Il s'agit donc d'un fibro-myome prostatique avec grande prédominance de l'élément musculaire. »

Suites opératoires. — Elles ont été très bonnes.

Les mèches et le drain ont été enlevés le deuxième jour, la sonde le dixième jour. Le malade n'a jamais perdu d'urine par la plaie qui s'est cicatrisée par première intention.

L'urine est toujours restée un peu sanglante.

31 décembre. — Le sang disparaît peu à peu de l'urine, mais le malade perd un peu par l'urètre.

Langue bonne, appétit médiocre. Un peu d'encombrement intestinal.

10 janvier (le vingt-unième jour après l'opération). — Orchite gauche de courte durée, peu intense, avec peu de retentissement sur l'état général.

17 janvier. – Plaie bien fermée. Les premiers pas du malade ont produit un peu d'incontinence par l'urètre; mais actuellement, il n'en présente plus.

Urines encore troubles.

Quantité : La nuit, de 7 heures du soir à 7 heures du matin, 500 grammes en cinq mictions ; le jour, 700 grammes en sept mictions. Exeat.

Nous n'avons pu revoir ce malade.

Il est soigné par le Dr Hau, de Villefranche, qui nous écrit, le 18 mai 1905 : « Je fais à M. X… deux ou trois lavages par semaine. Avant le début du traitement, il avait la langue saburrale, peu d'appétit. Actuellement tout cela a disparu à peu près complètement, et ce n'est que de temps en temps qu'il a encore quelques phénomènes généraux, mais à peine accusés et tout à fait passagers. L'urine est restée trouble. La miction est facile, le cathétérisme de même. L'urine est trouble et purulente. Le résidu est de 50 grammes environ. »

8 mai 1906. — Lettre du Dr Hau : « M. X… a été très mal il y a quinze jours. Il a présenté des accidents de pyonéphrose du rein droit qui est devenu volumineux avec température de 40°. Puis la débâcle a eu lieu, les urines sont redevenues très purulentes, l'état général s'est légèrement amélioré, mais il reste très faible. »

Observation XVII (36e prostatectomie).

Résumé : Prostatisme (?). — Faible rétention chronique. — Petite tumeur incrustée. — Urines très purulentes. — Prostatectomie périnéale. — Résidu nul. — Urine liquide.

G... Jean, 58 ans, teinturier, demeurant à Lyon, rentre à l'hôpital Saint-Joseph, le 4 mars 1905.

Antécédents généraux : A signaler seulement une sciatique double à 48 ans, qui dura six mois.

Antécédents spéciaux : Blennorragie à 18 ans; pas de syphilis; pas de lithiase; pas d'hématurie.

Affection actuelle : Elle a débuté, il y a six mois, par de la fréquence diurne des mictions (dix à douze fois) et nocturne (cinq à six fois). En même temps que la fréquence augmentait, les mictions sont devenues douloureuses au début.

Il y a trois semaines environ, le malade a fait un séjour à l'Hôtel-Dieu : on l'a sondé et dilaté. Il a gardé une sonde à demeure pendant trois jours. Depuis ce moment, l'urine est trouble.

Jamais de rétention; pas d'incontinence. Depuis deux mois, le jet est très rétréci.

Actuellement. — *Mictions.* — Fréquence : dix fois le jour; tous les trois quarts d'heure la nuit.

Douleur : Très vive au début et à la fin de la miction.

Urine : Très purulente dans les deux verres, de réaction alcaline, d'odeur ammoniacale.

Urètre : Un explorateur à boule n° 22 passe avec une légère sensation d'arrêt au niveau du collet du bulbe.

Vessie : Résidu, 150 grammes. Capacité, 150 grammes.

Cystoscopie : On trouve une saillie irrégulière du volume d'une noisette, de couleur grisâtre comme un calcul, sur la paroi supérieure.

Prostate : Moyennement grosse, dure, à bords un peu diffus.

Testicules : A gauche, légère induration de la queue de l'épididyme. Rien à droite.

Rien aux poumons. Rien au cœur.

Depuis son entrée, on fait au malade deux lavages au nitrate d'argent à 1/1000. Le résidu varie de 50 à 200 grammes.

11 mars. — *Opération* par M. RAFIN. — Prostatectomie périnéale. — Les tissus qu'on traverse sont très vasculaires et donnent lieu à une hémorragie abondante. Après l'incision de la capsule, on détache la prostate qui est très adhérente : elle est petite, dure, sans lobe médian dans la vessie. Mais en revanche, on trouve une végétation siégeant sur la paroi supérieure et droite de la vessie, au ras du col ; c'est à son incrustation qu'il faut attribuer l'image vue au cystoscope. On en fait l'ablation aussi complète que possible.

Sonde à demeure, mèches et cysto-drainage périnéal.

La prostate pèse 18 grammes ; elle est dure, à tissu d'apparence fibreuse. Quant à la petite tumeur vésicale enlevée, elle est molle, un peu végétante et légèrement ulcérée.

Examen histologique (Dr Faÿsse) :

« L'hypertrophie porte sur le tissu conjonctif et sur le tissu musculaire, avec prédominance de ce dernier.

« Quelques rares glandes ; peu de cellules inflammatoires.

« En somme, fibro-myome. »

La végétation est constituée par du tissu prostatique.

Suites opératoires. — On n'a pas fait de lavages au malade, à cause des douleurs qu'ils provoquaient. Le tube périnéal fonctionne bien : on l'enlève au bout de quarante-huit heures ainsi que les mèches. Quant à la sonde, qui fonctionnait mal le cinquième jour, on l'enlève ; elle est d'ailleurs très altérée. Pendant les jours suivants, toute l'urine passe par la plaie ; ce n'est que le 6 avril que le malade urine spontanément par la verge.

Il quitte l'hôpital le 11 avril dans un bon état général. L'urine passe tantôt par l'urètre, tantôt par la plaie périnéale.

8 juin. — Le malade est revu aujourd'hui.

Urine très limpide, sans albumine.

Mictions : Trois à quatre la nuit, toutes les deux heures le jour. Ne se mouille plus.

13 juin. — Orchite gauche. La plaie s'est ouverte et il s'écoule un peu d'urine. Celle-ci est d'ailleurs toujours très limpide.

8 juillet 1905. — Le malade se plaint de perdre son urine par la plaie ; mais on constate que son périnée est sec quand on le fait uriner.

1er mai 1906. — Rentre de nouveau à l'hôpital. État général médiocre : teint pâle, a maigri de 26 kilogrammes. Accuse des douleurs dans les reins, s'irradiant dans les membres inférieurs.

Urine limpide, sans sucre ni albumine. Résidu nul.

Capacité vésicale, 250 grammes.

Observation XVIII (43e prostatectomie).

Résumé : Hypertrophie de la prostate. — Rétention chronique incomplète depuis cinq ans, augmentant progressivement. — Prostatectomie périnéale. — Guérison. — N'a plus été sondé depuis l'opération.

J... Maurice, 59 ans, demeurant à Lyon, est vu pour la première fois par le Dr Rafin, le 30 mai 1905.

Antécédents généraux : Bronchite, il y a vingt ans, avec hémoptysie et caverne droite, affection qui l'oblige à passer les hivers dans le Midi. L'examen des crachats qui a été fait il y a un an n'a pas décelé de bacilles de Koch.

Antécédents spéciaux : Première blennorragie à 18 ans, ayant duré un mois ; deuxième blennorragie à 35 ans, de même durée et suivie d'orchite droite.

Le début de l'affection actuelle s'est produit, il y a trois ans, par la difficulté d'uriner ; celle-ci a augmenté peu à peu, et il y a deux ans et demi, il eut une crise de rétention pour laquelle il fut sondé par le D⟨r⟩ Cordier. Depuis ce temps-là, le malade se sonde lui-même tous les deux ou trois jours et se fait un lavage.

Actuellement. — Mictions. — Fréquence : Quatre à cinq la nuit, autant le jour ; non influencées par la marche, la voiture ou le chemin de fer.

Douleur : Souffre s'il ne fait pas de lavages.

Urine : Louche, sans odeur.

Urètre : Une Nélaton 18 passe aisément. Se sonde avec un 22.

Vessie : Résidu, 250 grammes.

Prostate : Modérément grosse ; pas de bosselure ; le lobe droit est plus dur.

Testicule : Varicocèle à gauche.

État général : Bon.

6 octobre 1903. — Le malade se fait un cathétérisme par jour ; les résidus varient de 200 à 250 grammes. Urine toujours un peu trouble. Le malade va à Nice, il se sonde une fois par jour et deux fois si les résidus atteignent 400 grammes.

Le malade revient se montrer à M. Rafin, le 21 mai 1904.

Les résidus varient de 300 à 350 grammes. L'urine a quelquefois de l'odeur. Comme état général, on trouve les signes suivants du côté des poumons : à la base gauche, quelques frottements ; à droite, sur toute l'étendue, craquements secs fins. Il semblerait que la prostatectomie soit contre-indiquée par cet état pulmonaire.

23 mai 1905. — Le malade se sonde trois fois par jour.

Les résidus varient toujours entre 300 et 350 grammes.

Les mictions spontanées fournissent, dans la journée, une quantité d'urine pouvant être évaluée à un verre à liqueur. Pendant la nuit, trois mictions pour 150 ou 200 grammes.

Urine presque limpide, sans albumine (le malade est très soigneux et prend de grandes précautions d'asepsie).

Prostate présente les mêmes dimensions.

7 juin. — *Opération* par M. RAFIN. — Prostatectomie périnéale. — Incision comme à l'ordinaire. Capsule épaisse et

adhérente. Ablation des deux lobes. Le doigt introduit dans la vessie ne sent pas de lobe bien saillant, sauf une petite barre médiane.

Drain périnéal ; sonde à demeure n° 22 ; mèches.

La prostate enlevée pèse 12 grammes.

Examen histologique (Mérieux) :

« Deux éléments paraissent surtout développés : l'élément glandulaire et l'élément musculaire. Les tubes glandulaires sont nombreux et parfois tapissés de plusieurs couches de cellules épithéliales, mais ces cellules restent typiques et ne s'infiltrent pas dans le stroma : il s'agit donc simplement d'un adénome.

« On peut trouver autour de certains tubes des amas de cellules jeunes qui témoignent de l'hyperplasie interstitielle : ce sont là des cellules connectives, dont l'abondance et l'aspect traduisent un certain travail irritatif dans l'organe, constatation d'ailleurs banale dans l'hypertrophie prostatique.

« Le stroma est surtout constitué par des éléments musculaires : ceux-ci sont nettement hyperplasiés.

« Il s'agit donc d'un adéno-myome prostatique. »

Suites opératoires. — Les mèches et le drain ont été supprimés au bout de quarante-huit heures. La sonde a été enlevée le onzième jour, parce que le malade se plaignait un peu du testicule gauche. On lui a fait un lavage vésical matin et soir.

23 juin. — État général satisfaisant. La plaie est en bon état. Il urine bien et peut interrompre son jet. Le malade ne s'est probablement jamais mouillé. Donc, réunion par première intention des parties profondes.

17 juillet. — La plaie est complètement cicatrisée depuis quatre à cinq jours. L'urine est encore louche, d'odeur fortement urineuse, sans albumine.

La vessie semble vide par la percussion.

Mictions : Toutes les trois heures ou trois heures et demie.

26 novembre 1903. — Le malade écrit qu'il va bien : a ga-

gné 3 kilogrammes. Ses urines ne sont pas complètement claires; son jet porte à une distance de 40 centimètres environ.

Mictions : Cinq dans la nuit pour 1,200 grammes d'urine, cinq à six le jour pour 850 à 950 grammes. Il a parfois des émissions de 400 grammes.

8 mars 1906. — Lettre du malade. Urine toujours un peu louche. *Mictions* : neuf à dix dans les vingt-quatre heures pour 1,500 grammes en moyenne.

Fonctions génitales : A pratiqué le coït plusieurs fois et a « éprouvé le plaisir qu'on éprouve ordinairement.», mais aucune émission de sperme.

Avril. — Urine louche, légère odeur, sans sucre ni albumine. Résidu, 150 grammes.

OBSERVATION XIX (44ᵉ prostatectomie).

RÉSUMÉ : Prostatisme. — Rétention chronique incomplète sans distension. — Résidu, 100 grammes. — Grandes difficultés de la miction. — Prostatectomie périnéale (incident anesthésique). — Pleuro-pneumonie post-opératoire. — Guérison. — Résidu, 10 grammes.

D..., 66 ans, employé, demeurant à Sainte-Foy (Rhône), rue du Planit, 5, entre à l'hôpital Saint-Joseph, le 3 juillet 1905.

Antécédents généraux : Fluxion de poitrine il y a six ans.

Antécédents spéciaux : Jamais de blennorragie. Pas de coliques néphrétiques.

Affection actuelle : Les accidents remontent à huit ans environ. Depuis cette époque, les mictions sont plus fréquentes et le malade se lève la nuit pour uriner.

Il y a deux ans, premier séjour à l'hôpital Saint-Joseph. Il avait de la polyurie (3 litres en 24 heures); la vessie se vidait. Cet état ne fit que s'aggraver et, il y a deux mois, il vint consulter M. Rafin, qui le sonda deux fois et trouva chaque fois 100 grammes de résidu. Il n'y a jamais eu de rétention complète.

État actuel. — *Mictions.* — Fréquence : Huit fois le jour, quatre fois la nuit.

Douleur : Ne souffre pas.

Urine : Claire, sans odeur, ni sucre, ni albumine.

Prostate : Non hypertrophiée.

État général : Bon. Langue superbe. Rien au cœur. Respiration emphysémateuse.

Le malade ne peut plus dormir à cause de pollakyurie et des efforts qu'il fait pour uriner. Il est obligé de s'accroupir et de se relever brusquement à plusieurs reprises avant de pouvoir uriner. Demande à être opéré.

4 juillet 1905. — *Prostatectomie périnéale* par M. RAFIN. — Presque dès le début de l'opération et sous l'effet de l'anesthésique (mélange de Billroth), le malade a eu une syncope : respiration artificielle et tractions de la langue.

Incision de la capsule ; ablation de la prostate, qui est petite, par morceaux. On coupe les vésicules séminales : il s'écoule alors un peu de liquide d'aspect purulent, et, au microscope, on y trouve des spermatozoïdes. Urètre membraneux intact ; col vésical peu dilaté et laissant simplement passer l'extrémité du doigt. Pas de lobe médian. Sonde à demeure ; mèches ; drain cysto-périnéal.

Poids de la prostate, 14 grammes.

Examen histologique (Dr Faÿsse) :

« L'hypertrophie porte surtout sur l'élément fibreux ; on y trouve aussi, en assez grande quantité, des fibres musculaires dirigées dans tous les sens. Il s'agit d'un fibro-myome. »

Suites opératoires. — Mèches et drain enlevés le deuxième jour, la sonde le septième jour.

28 juillet. — L'urine, qui est trouble, s'écoule presque toute par la verge.

8 août. — Depuis le 17 juillet, le malade a de la fièvre. Celle-ci présente des oscillations assez considérables, mais sans jamais revenir à la normale. Actuellement, il existe

encore de grands accès irréguliers. Rien du côté de la plaie pouvant expliquer cette élévation persistante de la température. Aux poumons, diminution des vibrations thoraciques et matité à gauche. On pense à une pleurésie purulente.

7 septembre. — Apyrexie depuis le 28 août. Matité à la base du poumon droit avec de gros râles humides. Mictions se font par le canal; urine un peu louche; fistule périnéale complètement fermée.

23 novembre 1905. — Résidu, 12 grammes. Capacité vésicale, 260 grammes. Au niveau du méat, rétrécissement laissant passer une boule n° 14.

21 décembre. — Résidu, 35 grammes.

8 mars 1906. — État général bon; selles régulières. Urine très améliorée : premier verre un peu louche, le deuxième très limpide. Pas d'albumine.

Mictions : La nuit (durée 10 heures), cinq fois pour 1 lit. 1/4; le jour, seize fois pour 1 litre.

Toucher rectal : Très légère induration.

Le rétrécissement du méat ne s'est pas reproduit, et une bougie n° 16 passe très aisément.

Avril. — Urines dépolies. Résidu, 10 grammes. Capacité vésicale, 320 grammes.

OBSERVATION XX (46ᵉ prostatectomie).

RÉSUMÉ : Hypertrophie de la prostate. — Rétention chronique incomplète sans distension. — Prostatectomie périnéale. — Guérison. — Résidu, 200 grammes.

A..., 66 ans, cordonnier, demeurant à Limas, près de Villefranche (Rhône), entre à l'hôpital Saint-Joseph, le 15 juillet 1905, pour troubles de la miction, envoyé par le Dʳ Guillot, de Villefranche.

Antécédents généraux : Néant.

Antécédents spéciaux : Jamais de maladies vénériennes ou urinaires.

Affection actuelle : Elle remonte à une dizaine d'années : le malade à ce moment se levait cinq à six fois la nuit.

Il y a trois ans, il fut sondé cinq fois pour une crise de rétention complète ; il put uriner ensuite spontanément. Il avait la nuit de une à quatre mictions. Il eut aussi à ce moment une orchite gauche.

Depuis le 1er mars 1905, à cause de la difficulté des mictions, il se sonde lui-même, quelquefois toutes les cinq ou six heures, quelquefois toutes les deux heures. Au commencement de mai, il ne se sonde qu'une fois par jour. Depuis qu'il pratique ainsi régulièrement le cathétérisme, le malade n'urine spontanément que 500 grammes en vingt-quatre heures.

État actuel. — Mictions. — Fréquence : Se sonde toutes les trois heures ; trois ou quatre mictions nocturnes.

Douleur : Souffre pendant toute la durée de la miction.

Urine : Très trouble, d'odeur infecte, de réaction alcaline. Albumine en grande quantité.

Hématurie : Une légère au mois d'avril.

Urètre : Une Nélaton 15 passe facilement.

Vessie : Capacité, 150 grammes.

Prostate : Volumineuse, se délimitant mal à sa partie supérieure ; de consistance dure ; sans bosselure.

Testicules : Orchite gauche il y a trois ans.

Épididymes : Noyau sur la queue des deux côtés.

État général : Bon. Rien au cœur, ni aux poumons.

17 juillet 1905. — On a sondé le malade hier quatre fois et mis une sonde à demeure pour la nuit. Les résidus varient de 70 à 100 grammes. Urine reste très trouble, de réaction alcaline. Depuis qu'on le sonde à l'hôpital, pas de miction spontanée.

22 juillet. — Urine claire.

25 juillet. — *Prostatectomie périnéale* par M. RAFIN. — On commence d'abord par une méatotomie, le méat étant rétréci, puis on place une grosse sonde dans la vessie. Incision habituelle. Section de la capsule. Ablation de la prostate, après décortication, en trois morceaux.

Le sphincter du col a sa tonicité normale.

Drain, sonde à demeure, mèches.

La prostate pèse 30 grammes.

Examen histologique fait par le Dr Faÿsse :

« L'hyperthrophie porte sur l'élément conjonctif et sur l'élément glandulaire. Le tissu conjonctif est très épais, et forme de gros trousseaux dirigés en tous sens. On voit quelques rares fibres musculaires.

« Les glandes sont très nombreuses : les acini sont nettement limités et tapissés par une seule rangée de cellules cubiques. En général, la lumière est peu importante; en certains points même, elle a totalement disparu ; la glande est étouffée par l'élément conjonctif.

« En somme, il s'agit d'un adéno-fibrome. »

Suites opératoires. — Elles ont été bonnes. Les mèches et le drain sont enlevés le deuxième jour. Il s'écoule très peu d'urine par la plaie périnéale. Quant à la sonde, elle a été supprimée le neuvième jour.

8 août. — Depuis hier, le malade urine par le canal et ne se mouille plus. Aujourd'hui, il se lève, quoique sa plaie soit encore un peu douloureuse.

17 août. — Résidu, 18 grammes, très louche.

Toucher rectal : Aplatissement de la zone prostatique, sauf une petite saillie à gauche.

8 mars 1906. — Bon état général. Bon appétit.

Mictions : Au début, urinait quinze à vingt fois la nuit.

Actuellement : Nuit, deux à trois mictions pour 500 grammes d'urine ; jour, douze à quinze mictions pour 2 lit. 500.

Résidu, 240 grammes, trouble, d'odeur forte, de réaction acide.

Capacité vésicale, 280 grammes. Souffre pendant la miction, mais non après.

Une Nélaton 15 passe facilement.

On injecte dans la vessie 240 cc.

Il urine aussitôt 75 cc.

Donc résidu, 165 cc.

Toucher rectal : On sent une surface plate, sans bosselure.

Observation XXI (47e prostatectomie).

Résumé : Hypertrophie (?) de la prostate. — Rétention chronique incomplète avec grande distension. — Incontinence nocturne. — Prostatectomie périnéale. — Accidents graves dus au mauvais fonctionnement de la sonde. — Guérison. — Résidu, 47 gr.

A..., 61 ans, cultivateur, demeurant à Saint-Germain-la-Montagne (Loire), entre à l'hôpital Saint-Joseph, le 19 juillet 1905, pour « incontinence nocturne ».

Antécédents généraux : Personnellement, trois bronchites avec hémoptysies.

Antécédents spéciaux : Néant.

Affection actuelle : Début, il y a six ans, par de la pollakyurie nocturne et légère douleur à la miction. Il y a six mois, il s'est aperçu qu'il avait de l'incontinence d'urine. C'est pour cette affection qu'il est adressé à M. Rafin.

Il n'a jamais été sondé ; ses urines sont claires.

État actuel. — Mictions. — Fréquence : Trente fois le jour ; la nuit, toutes les dix minutes. Incontinence.

Ne souffre pas.

Urine : Claire, de réaction acide, ne contenant ni sucre, ni albumine.

Vessie : Remonte à l'ombilic.

Urètre : Une Nélaton 18 passe facilement.

Prostate : Petite.

Testicules : A gauche, petits noyaux sur la queue de l'épididyme ; à droite, noyau un peu plus gros au même niveau.

État général : Peu d'appétit et léger degré d'amaigrissement ; dégoût de la viande ; soif.

Rien au cœur, ni aux poumons.

Dès son entrée à l'hôpital, le malade est soumis à un et deux, puis trois et quatre cathétérismes par jour, avec lavages substitutifs. La vessie est complètement vidée dix jours après ; mais, à la suite, il a accusé quelques douleurs vésicales et a eu une hématurie assez considérable. On a de nouveau rempli la vessie et continué les lavages. Depuis, le malade ne souffre plus.

9 août. — La vessie est vidée à chaque cathétérisme. Après lavage, on laisse 150 grammes d'eau boriquée dans la vessie. Les résidus varient de 450 à 500 grammes. Encore un peu d'incontinence nocturne.

État général bon. L'appétit est revenu, mais le malade accuse toujours une légère sensation de soif. L'urine reste limpide. Albumine : présence.

5 août. — *Prostatectomie périnéale* par M. RAFIN. — Périnéotomie et les temps suivants, comme à l'ordinaire. La prostate est extirpée par fragments. Après son ablation, le col conserve une certaine tonicité, quoiqu'il admette bien le doigt. Le lobe moyen faisait une légère saillie dans la vessie.

Drain périnéal et sonde à demeure ; mèche.

La prostate pèse 20 grammes.

Examen histologique (Dr Faysse) :

« Il s'agit d'un adénome. Il y a, en effet, prolifération évidente des glandes. Les acini sont très nombreux, avec une seule couche de cellules cylindro-cubiques ; en aucun point on ne trouve de prolifération épithéliale.

« Partout également, la paroi est très nette, non éclatée ; pas de trace d'infiltration épithéliomateuse.

« Le tissu conjonctif est assez abondant, surtout à la périphérie, où il se dispose en bandes assez épaisses. Mais, d'une manière générale, l'élément glandulaire est nettement prédominant. »

Suites opératoires — Bonnes : pas de fièvre le soir. Mèches et drain enlevés au bout de quarante-huit heures.

14 août. — Depuis quelques jours, il n'est plus ressorti d'urine par la plaie ; état satisfaisant. Aujourd'hui, la sonde ne fonctionne pas très bien et a dû se boucher. Le soir, le fonctionnement de la sonde est défectueux ; le malade souffre et, en même temps que la température s'élève, apparaissent des vomissements. Par erreur, la sonde ne fut pas

enlevée aussitôt ; ce n'est que le lendemain matin qu'elle fut supprimée, devant l'élévation continue de la température et la persistance des vomissements. Ceux-ci cessèrent le soir même et la fièvre baissa lentement et progressivement les jours suivants.

Pendant huit jours, l'état général fut extrêmement grave. Le malade conserva pendant quelque temps la langue saburrale et des râles aux deux bases; appétit nul. L'urine passe par la plaie.

31 août. — Depuis deux jours, le malade présente un état lypothymique assez prononcé ; pas de fièvre. On lui fait une injection de 1 litre de sérum. Aujourd'hui, l'état est à peu près stationnaire. Nouvelle injection de 1 litre de sérum. Pas d'appétit.

La plaie est presque cicatrisée, atone; par le toucher, on ne fait point sourdre de pus. Toute l'urine passe par le périnée.

25 septembre. — Il s'est produit, depuis quelque temps déjà, une amélioration très sensible. L'appétit est revenu. Pas de fièvre.

L'urine passe presque totalement par le canal; elle est claire et ne contient pas d'albumine. Il se mouille encore un peu.

Le malade quitte l'hôpital le 2 octobre 1905.

Février 1906. — Le malade est revu. Il présente un peu d'œdème des jambes, mais son état général est bon, son appétit excellent.

Mictions : Trois à quatre la nuit (coucher à 9 heures, lever à 5 heures); le jour, toutes les deux ou trois heures.

Cathétérisme facile. Résidu, 45 grammes, très louche, de réaction acide, d'odeur forte, avec des traces d'albumine.

Capacité vésicale, 300 grammes.

Toucher rectal : Rien de particulier; la région est même souple.

Fonctions génitales : Le malade avait eu un coït quelques jours avant l'opération. D'autre part, trois mois après l'opération, il a eu un coït et l'a pratiqué, depuis ce temps-là, plusieurs fois. L'érection est cependant moins franche qu'auparavant.

OBSERVATION XXII (48e prostatectomie).

RÉSUMÉ : Hypertrophie (?) de la prostate. — Rétention chronique incomplète s'accentuant progressivement, sans distension. — Prostatectomie périnéale. — Petits calculs vésicaux.

Dr L..., 75 ans, demeurant à X..., entre pour la première fois à l'hôpital Saint-Joseph, le 28 janvier 1903.

Antécédents généraux : Père mort à 100 ans ; mère morte à 68 ans, morphinomane ; un frère vivant et bien portant âgé de 74 ans. Personnellement, fièvre typhoïde à 17 ans.

Antécédents spéciaux : Une fois la blennorragie.

Affection actuelle : Elle remonterait à cinq ans environ. A ce moment-là, fréquence des mictions (trois dans la nuit), apparition de mucosités dans l s urines, légère douleur. Ces troubles étaient augmentés par la marche et surtout par la voiture ; ils disparurent au bout de deux mois et le malade alla bien pendant un an.

En 1900-1901, état satisfaisant : il urinait environ toutes les deux heures et demie, la nuit comme le jour.

Au commencement de l'année 1902, les troubles mictionnels s'accentuèrent : douleur et difficulté pour uriner.

Le malade fut sondé à ce moment pour la première fois et dans un but d'exploration par le Dr Michel, d'Orange ; huit mois après, il fut sondé par le Dr Durbesson, qui explora sa vessie.

Depuis le mois d'octobre 1902, le malade se fait deux cathétérismes par jour.

État actuel. — Mictions. — Fréquence : Toutes les heures.

Douleur : Souffre avant la miction.

Urine : Très louche, odorante, de réaction acide, ne contenant ni sucre, ni albumine.

Urètre : Léger hypospadias pénien.

Une sonde à béquille n° 16 passe facilement.

Vessie : N'est pas distendue. Résidu, 150 grammes. Capacité, 250 grammes.

Prostate : Elle n'est pas très augmentée de volume ; elle se confond à sa partie supérieure avec la paroi vésicale qui semble indurée.

Testicule : Volumineuse hernie à gauche ; hernie moins grosse à droite.

État général : Médiocre, peu d'appétit, constipation. En outre, le malade se plaint de violentes douleurs localisées à la nuque et se produisant surtout pendant la nuit. Ces douleurs sont accentuées par les mouvements spontanés et plus particulièrement ceux de flexion en avant. (Rhumatisme urinaire.)

Pendant qu'il est en traitement à l'hôpital, on fait au malade, deux fois par jour, des lavages boriqués suivis de lavages nitratés à 0,25 %₀.

Les résidus varient de 120 à 150 grammes.

Peu à peu, les urines s'améliorent, l'état général se relève. Diminution des douleurs de la nuque (5 grammes d'antipyrine par jour).

4 février. — Le malade demande sa sortie.

Il continue à se soigner chez lui et se fait un cathétérisme par jour, vers 5 heures du matin. Résidu, environ 150 grammes. Il peut ensuite rester jusqu'à midi sans uriner et après, mictions toutes les deux heures.

Deuxième séjour à l'hôpital.

24 mai 1904. — Examen cystoscopique : la paroi vésicale est parcourue de colonnes saillantes, déterminant la formation de cellules profondes, très nombreuses. A droite, ces cellules sont plus marquées, on observe, d'autre part, dans la même région, un orifice circulaire, autour duquel la paroi vésicale se fronce comme une bourse. Cet orifice pourrait bien conduire dans un diverticule, et ce dernier faire partie du contenu d'une hernie dont le malade est porteur dans la région inguinale droite.

Le malade rentre pour la troisième fois à l'hôpital, le 2 novembre 1905, parce qu'il souffre davantage et que ses urines sont plus sales.

Mictions : Aucune dans la matinée; à partir de midi, toutes les demi-heures, avec douleur assez vive à la fin.

Urine : Trouble, un peu d'albumine, mais pas de sucre.

Prostate : Peu hypertrophiée; le lobe droit paraît plus gros que le gauche.

Cinq cathétérismes par jour. Résidu, de 100 à 250 grammes. Miction spontanée, 100 à 130 grammes en vingt-quatre heures.

8 novembre 1905. — *Prostatectomie périnéale* par M. RAFIN. — Périnéotomie et différents temps comme à l'ordinaire. Incision de l'urètre prostatique; on sculpte la muqueuse urétrale dans la prostate et l'on enlève successivement les parties droite et gauche. En mettant ensuite le doigt dans la vessie, on constate la présence de deux petits calculs, dont l'un présente à peu près les dimensions d'un gros noyau d'olive. L'urètre membraneux a été déchiré en deux points séparés par une petite bande de tissu transversal.

Drain, sonde n° 20 à demeure; mèches.

La prostate pèse 6 grammes; examen histologique (Dr Faÿsse) :

« Sur cette préparation, on constate une abondante prolifération du tissu conjonctif. Celui-ci forme de larges bandes serrées, disposées dans tous les sens. On trouve encore des fibres musculaires assez nombreuses.

« Les glandes ont à peu près disparu; en certains points de la préparation, on en voit encore les vestiges. Les unes forment des amas pleins bien limités; les autres ont une lumière très étroite et irrégulière. Mais on distingue encore très nettement une seule rangée de cellules cylindro-coniques, implantées sur une paroi bien limitée.

« Les vaisseaux sont nombreux et volumineux. Il faut noter aussi une importante infiltration de cellules inflammatoires. Ces cellules forment en certains points, et de préférence au voisinage des vaisseaux, de véritables îlots inflammatoires.

« Il s'agit, en somme, d'un fibro-myome prostatique. »

Suites opératoires. — Drain et mèches sont enlevés le deuxième jour.

La sonde, mal tolérée, est supprimée le septième jour, ce qui occasionne un peu d'incontinence par la plaie pendant une heure environ. Les jours suivants, légère incontinence urétrale.

25 novembre 1905. — Exeat. Urine encore trouble. L'incontinence urétrale est en voie de diminution. Par la percussion, la vessie semble vide ; mais on ne sonde pas le malade, par crainte de déchirer l'urètre membraneux.

3 janvier 1906. — Le malade écrit que, ressentant depuis huit jours des douleurs dans le bas-ventre, il a été sondé par le Dr Long, qui le soigne. Celui-ci a trouvé un résidu de 80 grammes ; urine claire, sans odeur, de réaction alcaline, donnant lieu par le repos à un dépôt blanchâtre au fond du vase.

A la suite de ce cathétérisme, le malade a pu rester deux heures sans éprouver le besoin d'uriner ; mais en dehors de cette circonstance, il urine environ toutes les heures.

16 mars. — Lettre du malade : les forces reviennent ; il a engraissé de plusieurs kilogrammes.

Mictions : Cinq à six le jour.

Se sonde facilement avec une Nélaton 16. Résidu, 50 grammes.

Toujours un peu d'incontinence, mais elle tend à diminuer.

Urine légèrement trouble.

Avril 1906. — Entre à l'hôpital. Cystoscopie : calcul gros comme une noisette. Lithotritie.

OBSERVATION XXIII (41e prostatectomie).

RÉSUMÉ : Prostatique jeune (?) — Infection nécessitant la sonde à demeure. — Résidu atteignant 600 grammes. — Prostatectomie périnéale. — Déchirure du rectum. — La suture ne tient pas. — Mort. — Pyélo-néphrite suppurée bilatérale ancienne. — Abcès de la vessie.

R... J., 46 ans, cultivateur, demeurant à Huy (Isère), entre à l'hôpital Saint-Joseph, le 20 janvier 1905.

Antécédents généraux : Néant.

Antécédents spéciaux : Ni blennorragie, ni syphilis. Pas de coliques néphrétiques, ni sable dans l'urine. A été sondé une fois avant son entrée dans le service par le Dr X..., il y a trois mois.

L'affection actuelle a débuté par de la pollakyurie, de la dysurie, de la diminution de force de projection du jet. En même temps, ses urines étaient louches et albumineuses. Il consulta alors M. X..., qui le sonda. Depuis ce moment, ses urines sont très sales, sa dysurie s'est accrue. Il se plaint de douleurs continues dans le bas-ventre, ne s'accompagnant pas de besoins d'uriner. Frissons et perte complète de l'appétit depuis une quinzaine de jours.

État actuel. — *Mictions.* — Fréquence : Toutes les deux heures le jour, trois fois la nuit. Le malade est obligé de s'accroupir pour uriner et fait de grands efforts.

Douleur : Souffre au moment des mictions.

Urine : Très sale, de réaction alcaline, ne se clarifiant pas par l'acide acétique. Gros disque d'albumine ; pas de sucre. Au microscope, nombreux globules blancs.

Examen bactériologique (Méricux) : « Pneumobacille de Friedlander. Inoculation. »

Quantité en vingt-quatre heures, 900 grammes. Jamais d'hématurie.

Urètre : Une Nélaton 16 passe facilement.

Vessie : Le malade ayant uriné à 9 heures, on le sonde à 11 heures et l'on retire environ 600 grammes d'urine.

Capacité vésicale, 600 grammes environ. Résidu, 500 grammes.

Examen cystoscopique : vessie rouge, avec saillies et diverticules nombreux.

Prostate : Petite.

Reins : Depuis plusieurs années, un peu de douleur autour des reins, surtout à gauche.

État général : A maigri beaucoup. Pas d'appétit ; langue très saburrale.

Depuis son entrée à l'hôpital, le malade est soumis chaque jour à deux lavages boriqués et nitratés à 0,25 °/₀₀.

27 janvier. — Tentative de cystoscopie : la vessie ayant été trop remplie, le malade pousse et fait des efforts pour chasser le cystoscope. Il s'écoule de ce fait un peu de sang par le canal ; on place alors une sonde à demeure.

Quatre jours après, l'urine étant claire et la température voisine de la normale, on enlève la sonde. Mais le lendemain, 1ᵉʳ février, le malade fait une brusque ascension thermique s'élevant à 40°3. On replace alors immédiatement la sonde à demeure. A partir de ce moment, la température baisse sensiblement jusqu'à la normale.

12 février. — La sonde a été enlevée hier ; aujourd'hui, nouvelle ascension (40°2). On replace la sonde.

Le malade est toujours soumis au même traitement ; les urines s'améliorent ; chaque fois qu'on croit pouvoir supprimer la sonde, la température s'élève de nouveau et l'on est obligé de la remettre.

6 mai. — Cystoscopie : on voit à côté de l'orifice urétéral gauche un diverticule dans lequel la sonde pénètre de quelques centimètres.

Le malade reste dans le service pendant quatre mois. Quand il a la sonde à demeure, il est un peu amélioré. Dès qu'on l'enlève, on est obligé de le sonder et il va plus mal. En désespoir de cause, et malgré l'indécision où l'on se trouve, on se décide, dans l'espoir qu'il s'agit d'un prostatique jeune, à faire la prostatectomie.

12 mai. — Légère hématurie.

23 mai. — Le malade est à peu près apyrétique depuis 8 jours.

Intervention par M. RAFIN. — Prostatectomie périnéale. — Pendant les différentes manœuvres opératoires, la paroi antérieure du rectum, qui est extrêmement mince, est déchirée. Suture en surjet au chromique par petits points serrés. On recouvre ensuite la déchirure rectale par tous les plans fibreux de la région, coaptés au moyen de quelques points au catgut.

La plaie étant réparée, incision de la capsule, décortication de la prostate, ablation séparée de chacun des deux lobes. On explore le corps vésical. Grosse sonde en gomme laissée à demeure. Pas de drainage périnéal. Mèches dans la plaie.

La prostate pèse 15 grammes.

Examen hystologique (Dr Faysse) :

« On est en présence, sur cette coupe, d'un fibro-myome de la prostate. Les faisceaux musculaires sont très nombreux, très épais et de directions variées.

« Le tissu conjonctif est également hyperplasié ; mais cette hyperplasie est inférieure à celle de l'élément musculaire.

« Enfin, les glandes ont conservé leur aspect normal ; elles ne sont nullement en prolifération, leur épithélium est typique.

« En quelques points, on trouve quelques amas de cellules inflammatoires. »

Suites opératoires. — 24 mai. — Le malade n'a pas eu de fièvre ; il a eu hier soir quelques douleurs au niveau de son rectum. Aujourd'hui, le lavage de la vessie a donné issue à un liquide clair. Quelques petits vomissements bilieux.

1er juin. — Le malade meurt en hypothermie.

Autopsie. — Les deux reins sont petits. Du côté gauche, abcès multiples de la substance rénale, remplis de pus noirâtre. Du côté droit, distension considérable du bassinet. Périnéphrite scléro-lipomateuse, surtout marquée à droite, qui permet difficilement de décortiquer le tissu cellulaire périrénal. Les uretères sont droits, non rigides, un peu congestionnés. De grosses veines très dilatées serpentent le long de ces conduits.

Le vessie est très épaissie, scléreuse, ratatinée derrière le pubis. Le tissu cellulaire périvésical est sclérosé ; et du côté droit on trouve, communiquant avec la cavité vésicale, un diverticule à moitié rempli de pus noirâtre, d'une contenance de 30 à 40 grammes environ. Cet abcès a comme parois le tissu cellulaire périvésical épaissi. Son orifice se trouve près du bas-fond vésical, à 3 centimètres environ de l'orifice urétéral droit. Quelques zones ecchymotiques dans le bas-fond vésical.

QUATRIÈME GROUPE. — **Cancers latents de la prostate.**

OBSERVATION XXIV (45e prostatectomie).

RÉSUMÉ : Hypertrophie de la prostate. — Rétention chronique presque complète sans distension. — Prostatectomie périnéale. — Épithélioma adénoïde. — Mort chez lui soixante-six jours après l'opération, probablement d'infection rénale.

B..., 71 ans, mécanicien, demeurant à Givors, entre à l'hôpital Saint-Joseph, le 17 juillet 1905, pour des « troubles urinaires ».

Antécédents généraux : Ancienne tumeur blanche du genou.

Antécédents spéciaux : Pas de blennorragie. Jamais de calculs.

Affection actuelle : Elle a débuté, il y a six ans environ, par des mictions nocturnes. Cette pollakyurie n'a pas sensiblement augmenté jusqu'en février 1905. A ce moment, il commença à souffrir en urinant. Un médecin le sonda alors deux fois, puis trois et quatre fois par jour. Dans la suite, c'est la femme du malade qui sonda régulièrement son mari, et comme celui-ci souffrait davantage, il vint consulter M. Rafin.

Donc, depuis février, le malade est sondé régulièrement de deux à quatre fois par jour; il urine spontanément à peu près un verre par jour.

État actuel. — Mictions. — Fréquence : toutes les heures, toutes les demi-heures, la nuit

Douleur : Souffre vivement au commencement de la miction.

Urine : Trouble, de réaction acide mauvaise odeur, à deux reprises un peu de sang.

Pas de sucre, mais gros disque d'albumine.

Hématurie : Quelques gouttes de sang au moment d'un sondage, avec une sonde moyenne.

Urètre : Une Nélaton 18 passe aisément.

Vessie : Capacité, 160 grammes.

Prostate : Peu hypertrophiée.

Testicules : On sent de chaque côté une masse dure, dans laquelle testicule et épididyme semblent noyés. La sensibilité testiculaire semble avoir disparu. Quelques ganglions dans les aines.

État général : Bon. Ulcères variqueux des deux jambes guéris. Rien au cœur. Respiration emphysémateuse.

22 juillet. — *Prostatectomie périnéale* par M. RAFIN. — L'opération est rendue difficile par l'étroitesse de l'espace inter-ischial. Prostate molle, friable, enlevée par morcellement. Le col de la vessie est rigide : il y a comme une sorte de stricture qui résiste au doigt.

Sonde à demeure, mèches, drain.

La prostate pèse 15 grammes ; elle présente comme particularité un pointillé noir (le malade habite un pays de mine).

Examen histologique fait par le Dr Faÿsse :

« Ce qui frappe sur cette préparation, c'est la prolifération glandulaire. Les acini, en effet, sont extrêmement nombreux, mais ils sont très irréguliers. On voit aussi des cavités irrégulières, tapissées par plusieurs rangées de cellules. En certains points, ces cavités communiquent les unes avec les autres. D'autres fois, la couche épithéliale prolifère en un point limité et forme ainsi des franges à l'intérieur de la lumière.

« En d'autres points, la cavité a complètement disparu par le fait de la prolifération épithéliale. Enfin très souvent, la paroi de l'acinus a éclaté et l'on voit des cellules se répandre dans le tissu ambiant ; elles forment là, ou des amas pleins ou des cordons.

« Le tissu conjonctif et le tissu musculaire sont hyperplasiés. En somme, étant donné l'aspect de l'élément épithélial et sa prolifération évidente, on peut dire qu'il s'agit d'un épithélioma adénoïde. »

Suites opératoires. — Immédiates bonnes. Le malade n'a pas eu de fièvre. Langue un peu chargée. Les mèches et le drain ont été supprimés le deuxième jour.

31 juillet. — Se mouille peu. Hier et aujourd'hui légère élévation de température ; néanmoins, la langue est bonne, la plaie a bon aspect. Pendant qu'on examine le malade, la sonde est sortie accidentellement (huitième jour) et avec elle du liquide sanguinolent. L'urine est trouble, de réaction alcaline, d'odeur désagréable.

25 août. — Depuis quelques jours, le malade ne se mouille plus le jour, mais encore un peu la nuit. Résidu, 175 grammes, un quart d'heure après la miction. Urine fétide et purulente.

6 septembre. — Exeat. Les mictions sont encore très fréquentes et les urines ammoniacales. Le toucher rectal, fait quelques jours auparavant, n'a pas indiqué d'augmentation de volume de la tumeur. L'état général est passable.

Le malade est mort chez lui, le 27 septembre 1905, c'est-à-dire soixante-six jours après l'opération. Dès sa sortie de l'hôpital, il a continué à se mouiller et n'a uriné qu'une seule fois par l'urètre. Le Dr Laurençon, de Saint-Chamond, qui le soignait, lui mit la sonde à demeure huit jours avant sa mort.

Pendant les jours qui ont précédé sa mort, il a eu de la dysenterie. (M. Rafin, absent pendant le mois de septembre n'a pas eu connaissance de l'aggravation de son état et n'a pu par conséquent aller le voir.)

OBSERVATION XXV (35ᵉ prostatectomie).

RÉSUMÉ : Prostatisme. — Rétention complète avec distension. — Prostatectomie. — Examen histologique. — Epithélioma adénoïde. — Hémorragie secondaire. — Guérison. — Résidu, 10 grammes. — Ultérieurement, le résidu augmente. — Récidive probable cancéreuse.

D... Claude, 63 ans, tisseur, demeurant à Panissières

(Loire), entre à l'hôpital Saint-Joseph, le 13 février 1905, pour rétention d'urine, envoyé par le Dr Minjeard.

Antécédents généraux : Rien à signaler.

Antécédents spéciaux : Ni blennorragie, ni coliques néphré-tiques.

Affection actuelle : Début en avril 1904. Il avait à ce moment cinq mictions dans la nuit, mais pas d'augmentation du nombre des mictions diurnes.

Au mois de mai 1904, à l'occasion d'une fête, il fit quelques excès qui lui occasionnèrent une crise de rétention. Il fut alors sondé une fois, garda sa sonde à demeure pendant trente-six heures et put ensuite uriner seul.

A la Toussaint, à la suite d'un froid, il eut de grandes difficultés pour uriner, mais qui ne nécessitèrent pas de cathétérisme.

Au commencement de l'année 1905, il eut une crise de rétention complète qui persista. Le Dr Minjeard le sonda une fois et le malade continua ensuite à se sonder.

Le 8 février, à la suite d'un cathétérisme, quelques gouttes de sang.

Depuis le mois de juin dernier, il n'a plus eu d'érections.

Actuellement. — Mictions. — Fréquence : rétention complète.

Urine : Un peu louche, de réaction acide, sans odeur. Léger disque d'albumine. Pas de sucre.

Urètre : Une Nélaton 16 passe facilement. Une boule n° 18 franchit librement l'urètre antérieur, elle est un peu serrée dans l'urètre postérieur. Au retour, elle accroche l'urètre postérieur, à son embouchure dans la vessie.

Vessie : Résidu, 450 grammes. Le malade éprouve le besoin d'uriner à 500 grammes.

Prostate : Grosse comme un œuf, un peu aplatie, dure, légèrement bosselée. L'hypertrophie porte surtout sur le lobe gauche. Pendant qu'on masse la prostate, il sort par le canal un liquide d'aspect purulent. Au microscope, on reconnaît que ce liquide contient du pus.

Reins : Non sentis.

Épididyme droit : sur la queue, petite induration du volume d'un pois. Rien ailleurs.

État général : Assez bon, langue chargée, jamais de frisson.

Poumons : Quelques râles muqueux aux deux bases.

Rien au cœur. Pas de fièvre.

Aurait beauboup maigri (21 kilogrammes en un an).

Depuis le 13 février, date de son entrée à l'hôpital, le malade est sondé quatre fois par jour. Les résidus varient de 350 à 560 grammes.

17 février. — Hier soir, forte ascension thermique (39°6) qui persiste ce matin. On se décide néanmoins à faire la prostatectomie, car la fièvre peut provenir d'un abcès prostatique. En dehors de la fièvre, pas de signes d'infection générale ; langue bonne.

18 février. — Température, 39°3. — *Opération* par M. RAFIN. — Prostatectomie périnéale. — La prostate est abordée comme d'habitude. La capsule est très adhérente ; on la détache, et on enlève par morcellement chacun des lobes droit et gauche. Le doigt introduit dans la vessie est fortement serré ; on sent un petit lobe médian que l'on extirpe. Il ne s'est pas écoulé de pus du tissu prostatique.

Mèche périnéale, sonde à demeure et drain cysto-périnéal.

La prostate pèse 35 grammes ; elle est d'apparence fibreuse, quoique peu dure ; certains morceaux sont friables.

Examen histologique (Dr Faÿsse) :

« Sur cette préparation, ce qui frappe, c'est l'énorme prolifération du tissu glandulaire. On trouve de très nombreuses cavités glandulaires, anastomosées les unes avec les autres et dirigées en tous sens. Ces amas glandulaires sont ou pleins ou pourvus d'une lumière peu importante.

« La paroi est tapissée par plusieurs rangées de cellules épithéliales, et, en certains points, on voit cette paroi donner naissance à un bouquet épithélial divergent.

« Çà et là, la prolifération épithéliale a rompu la paroi et s'est répandue dans le stroma. Celui-ci est, en général, très peu important, sauf en quelques points. Il est uniquement formé de fibres conjonctives.

« Il s'agit donc d'un épithélioma adénoïde. »

Suites opératoires. — Les mèches et le drain ont été enlevés le deuxième jour ; à la suite, le malade ne s'est pas mouillé. La plaie a bon aspect.

2 mars. — Hier soir, la température étant de 38° 8 et la sonde fonctionnant mal, on l'enlève (onzième jour).

6 mars. — Légère évacuation d'urine par le canal ; la veille, frisson qui a duré 20 minutes.

13 mars. — Dans la nuit, à 3 heures, hématurie abondante par le canal ; la vessie obstruée par des caillots a occasionné au malade de très vives douleurs jusqu'à 8 heures du matin. A ce moment-là, la vessie remonte jusqu'à l'ombilic ; le malade est pâle et froid. On introduit alors une sonde évacuatrice métallique n° 24 ; à l'aide de l'aspiration, on retire une grande quantité de caillots et l'on vide la vessie, ce qui demande à peu près une heure. Sonde à demeure.

19 mars. — Durant les deux ou trois jours qui ont suivi l'aspiration des caillots, le malade a présenté une urine teintée de sang. Hier, la sonde fonctionnant mal a été enlevée. Après son ablation, la température s'est élevée ; et comme la vessie ne semble pas vide, on fait aujourd'hui une tentative de cathétérisme qui reste infructueuse.

Le lendemain, la température baisse ; la vessie paraît vide, il passe de l'urine par la plaie et par la verge.

3 avril. — Depuis dix jours, il ne passe plus d'urine par la plaie ; le malade perd seulement quelques gouttes d'urine par le canal, dans les efforts de toux.

6 avril. — Excat. État général satisfaisant. L'urine émise spontanément est très trouble.

Résidu. 8 grammes environ. Capacité vésicale, 160 grammes.

Le cathétérisme avec une Nélaton 16 est aisé.

Mictions : Deux à trois la nuit, trois à quatre le jour.

15 juillet. — Revu aujourd'hui, dans un excellent état général. Mictions : deux à trois la nuit, trois à six le jour.

Pas d'érection depuis l'opération. Urine louche, de réaction acide, avec des traces minimes d'albumine. On ne juge pas à propos de le sonder.

Le malade rentre de nouveau à l'hôpital le 18 septembre 1905, se plaignant d'avoir des mictions douloureuses et très fréquentes (toutes les demi-heures).

Par le toucher rectal, on constate, à la place de la prostate, l'existence d'une assez grosse tumeur transversale, bombant dans le rectum et non douloureuse.

Résidu, 300 grammes. Capacité vésicale, 200 grammes.

Urines très louches, de réaction neutre, disque moyen d'albumine.

Bon état général.

Il quitte l'hôpital quatre jours après son entrée, un peu amélioré. On lui a fait deux lavages, et l'on s'est arrêté parce qu'on a des difficultés pour le cathétérisme.

18 octobre. — Depuis son départ, le malade ne s'est plus sondé. A ce moment-là, il urinait toutes les heures et demie nuit et jour.

Actuellement, par le toucher rectal, on sent une prostate assez peu volumineuse, mais très dure, et dont le bord supérieur se délimite très bien.

Une boule n° 18 est arrêtée à l'entrée de l'urètre prostatique; au retour, elle donne la sensation très nette d'un ressaut dû à un rétrécissement dans la traversée membraneuse.

On ne peut introduire ni une Nélaton, ni une béquille. On parvient à passer une béquille n° 16 avec le mandrin de Guyon. Résidu, 45 grammes, louche, sans odeur, de réaction acide. Immédiatement après, il se produit des contractions vésicales assez violentes qui empêchent de faire un lavage.

État général assez bon; mais, toutefois, le malade semble avoir maigri. D'autre part, on remarque que le cou, qui était déjà volumineux, a augmenté de volume. A droite, on ne sent qu'une grosseur de la dimension d'une noisette, située sous le sterno-cléido-mastoïdien, à sa partie antérieure; à gauche, on sent une masse diffuse qui s'étend jusque sur le creux claviculaire, et qui semble constituée par des ganglions. Petits ganglions de la région sous-claviculaire gauche.

Le malade entre pour la troisième fois à l'hôpital, le 19 novembre 1905, pour des douleurs persistant depuis quinze jours et se produisant au commencement et à la fin d chaque miction. Fréquence des mictions : environ dix fois par jour, autant la nuit.

Urines troubles, lactescentes, ne contenant pas de sucre, mais un gros disque d'albumine.

État général : Médiocre, peu d'appétit; les digestions sont difficiles; la langue est sale. Pas de fièvre.

Rien au cœur; aux poumons, quelques râles sous-crépitants à la base du côté droit.

Les ganglions cervicaux ont diminué.

Résidu, 250 grammes. Toucher rectal : on sent une masse très dure.

25 novembre. — Sonde à demeure. Mal supportée, elle est enlevée le jour même. Le malade demande à partir.

Ce malade a succombé.

TABLEAU A. — RÉTENTIONS RÉCENTES

N° D'ORDRE / AGE	DÉBUT de la maladie / Accidents antérieurs	ÉTAT AVANT L'OPÉRATION			DATE de l'opération	POIDS de la prostate / Nature histologique	SONDE enlevée	Fermeture de la plaie périnéale (1)	ACCIDENTS post-opératoires / Date de la mort opératoire	ÉTAT ACTUEL				OBSERVATIONS / SUITES ULTÉRIEURES
		Mictions	Urines	Accidents divers						Date du dernier examen	Résidu / Mictions	Urines	Urètre / Reins / État général	
Obs. I. B., 73 ans.	Début il y a 6 mois.	Rétention aiguë il y a 8 jours.	Troubles.		27 février 1904	25 gr. adéno-fibro-myome.	Jour non indiqué dans l'observation.	23 mars.	Urétrite légèr.	26 oct. 1905. (1 an et 2 mois après l'opér.)	Résidu: 175 g. Mictions : 6-7 la nuit, 7-8 le jour.	Légèrement troubles.	État gén. bon.	Malgré le résidu important, on ne conseille pas au malade l'auto-cathétérisme, car l'état général n'en est pas influencé.
Obs. II. B., 72 ans.	Début il y a 2 ans.	»	Troubles.		11 juin 1904	67 gr. adéno-fibro-myome.	9e jour.	12 juillet.		1er févr. 1906. (1 an et 7 mois après l'opér.)	Résidu : 10 g. Mictions : 4-5 le jour, autant la nuit.	Assez trouble	Excell. santé.	Pas d'incontinence, peut retenir ses urines 4 à 6 minutes quand le besoin se fait sentir.
Obs. III. B., 64 ans.	Début il y a 8 ans.	Rétention complète datant de 8 jours.	Louches.	Plusieurs crises de rétention traitées par la ponction	3 nov. 1904	55 gr. adéno-myome.	6e jour.	10 décemb.		22 févr. 1906. (1 an et 3 mois après l'opér.)	Résidu : 10 g. Mictions : 3-4 le jour, autant la nuit.	Louches.	État général excellent.	Toucher rectal : un peu plus d'induration qu'à l'ordinaire.
Obs. IV. M., 63 ans.	Début il y a 6 ans.	»	Troubles.	Hématur. à la suite des prem. cathétér.	24 mai 1905	70 gr. fibro-myome.	10e jour.	Milieu de juin.		8 mars 1906. (10 mois après l'opération.)	Résidu : 5 g. (1 mois après opération.)	Troubles.	N'a pas pu être sondé. État gén. bon.	
Obs. V. V., 58 ans.	Début il y a 4-5 ans.	Rétention complète datant de 8 jours.	Claires.		16 nov. 1905	67 gr. dont 20 pour le lobe méd., adéno-fibrome.	12e jour.	Réun.on par prem intention.	Orchite supp. (18e jour).	22 mars 1906. (4 mois après l'opération.)	Résidu : 70 g. Mictions : 2-3 la nuit; toutes les 3 h. le jour.	A peine louch		
Obs. VI. T., 70 ans.	Début il y a 3 ans.	»	Troubles.		18 nov. 1905	18 gr. fibro-myome.	7e jour.	Milieu de janvier.	Légère orchite (7e jour).	27 janv. 1906. (2 mois après l'opération.)	Résidu : 0.	Presq. limpid.		Mort le 8 mars de pneumonie du sommet, compliquée d'hémiplégie.

(1) Par fermeture de la plaie périnéale, nous voulons dire le moment où l'urine cesse définitivement de passer par la plaie, et non point celui où la plaie est complètement épidermisée.

TABLEAU B. — RÉTENTIONS

CHRONIQUES COMPLÈTES

N° d'ordre / Âge	DÉBUT de la maladie / Accidents antérieurs	État avant l'opération : Mictions	Urines	Accidents divers	DATE de l'opération	Poids de la prostate / Nature histologique	SONDE enlevée	Fermeture de la plaie périnéale	ACCIDENTS post-opératoires / Date de la mort opératoire	État actuel : DATE du dernier examen	Résidu / Mictions	Urines	Urètre — Reins — État général	OBSERVATIONS / Morts ultérieures
Obs. VII. R., 53 ans.	Début il y a 5 ans.	Rétention complète datant de 5 ans, se sonde 3-4 fois p. jour.	Purulente	Hématurie	24 avril 1905	92 gr. adénome.	5e jour.	2 juin.	Accès franc de fièvre urineuse (sonde bouchée).	2 nov. 1905. (1 an et 7 mois après l'opération.)	Résidu : 17 g.	Claires.	Bien amélioré jusqu'à la réapparition des accidents rénaux	De nombreux graviers sont enlevés pendant la prostatectomie. Lithotritie ultérieure. Mort de pyélo néphrite calculeuse 1 an et 8 mois après (antérieure à l'opération).
Obs. VIII. P., 70 ans.	Début il y a 6 ans.	Rétention chronique complète datant de 6 ans.	Très sales		25 mars 1905	110 gr. fibrome.	8e jour.	11 avril.	Rétention vésicale ayant nécessité un cathétérisme.	22 fév. 1906. (11 mois après l'opération.)	Résidu : 80 g. le 25 mars 1906. Mictions : 3 la nuit, 3 4 le j. Au dernier exam., cathét. jugé inutile.	Légèrement louches.	État général très bon.	Pas d'incontinence, même en toussant. Bon jet.
Obs. IX. V., 81 ans 2 mois.	Début il y a 5 ans.	Rétention complète dep. 7 m., se sonde 9 10 fois par jour.	Très purulentes.		4 avril 1905	80 gr. fibro-myome.	9e jour.	4 mai.		28 oct. 1905. (7 mois après l'opération.)	Résidu : 25 g. Mictions : 4 la nuit.	Un peu louche	État général excellent.	Abcès ouvert pendant la prostatectomie.
Obs. X. M., 64 ans.	Début il y a 9 ans.	Rétention complète dep. 3 ans, se sonde toutes les 2 heures.	Très purulentes.	Plusieurs hématur.	8 avril 1905	30 gr. adéno-fibro-myome.	9e jour.	13 mai.	Fièvre pendant 3 jours.	28 fév. 1906. (10 mois après l'opération.)	Résidu : 200 g. Mictions : 4 la nuit, 2 3 le j.	Troubles.	État général bon.	Pendant la prostatectomie, on a enlevé deux calculs pesant 65 gr. Mort le 2 mars 1906. (A la suite de l'examen, accès de fièvre, pneumonie et mort.)
Obs. XI. L., 63 ans.	Début il y a 15 ans.	Rétention complète sans distension dep. 30 j., se sonde 1 à 2 fois par jour.	Troubles.		15 avril 1905	15 gr. adéno-fibrome tendant vers l'épithélioma.	5e jour.	Milieu de juin.	Fistule pour laquelle on fait une urétrotomie extern.	7 mars 1906. (11 mois après l'opération.)	Résidu : 0. Mictions : 1 2 la nuit, toutes les heures ou 2 heures le j.	Un peu louches	État général excellent.	Abcès de la prostate, ouvert pendant l'opération. Incontinence pendant le jour seulement et surtout pendant la marche. Tendance au rétrécissement de l'urètre.

TABLEAU C. — RÉTENTIONS

CHRONIQUES INCOMPLÈTES

N° d'ordre / AGE	DÉBUT de la maladie / Accidents antérieurs	ÉTAT AVANT L'OPÉRATION — Mictions	Urines	Accidents divers	DATE de l'opération	Poids de la prostate / Nature histologique	SONDE enlevée	Fermeture de la plaie périnéale	ACCIDENTS post-opératoires / Date de la mort opératoire	ÉTAT ACTUEL — DATE du dernier examen	Résidu Mictions	Urines	Urètre Reins État général	OBSERVATIONS / MORTS ULTÉRIEURES
Obs. XII. D., 70 ans.		Rétention incomplèt. avec dis-tension.	Limpides.		21 avril 1905	30 gr. adéno-myome.	10e jour.	Réunion par prem⁰ intention.	Orchite (28e jour).	Avril 1906. (2 ans après l'opération.)	Résidu : 0. Mictions : nuit 1, jour 3.	Limpides.		A eu un abcès au périnée pendant qu'il était en voyage. Actuellement va bien.
Obs. XIII. M., 72 ans.	Début il y a 15 ans.	Crises intermittentes de rétention. Résidu : 300 gr.	Légèrem. louches.	Forte hématurie après un cathétér⁰.	9 août 1905	55 gr. adéno-fibro-myome.	2e jour.	19 sept.	Blessure du rectum. Épididymite doubl. (22e jour).	9 févr. 1906. (1 an et 6 mois ap. l'opérat.)	Résidu : 0. Mictions : toutes les 2 h. la nuit.	Limpides.	État général excellent.	
Obs. XIV. C., 67 ans.	Début il y a 10 ans.	Rétention chronique incomplèt avec dis-tension, se sonde 2-3 fois p. jour.	Purulente.	Quelques hématur. après cathétérism.	18 octobre 1905	105 gr. adénome.	5e jour.	25 nov.	Orch. légère.	16 mai 1906. (1 an et 7 mois ap. l'opérat.)	Résidu : 10 g.	Légèrement louches.	Bon état gén.	
Obs. XV. C., 58 ans.	Début il y a 2 ans env.	Rétention chronique incomplèt avec dis-tension. Résidu : 250 à 520 g.	Limpides.		29 nov. 1905	7 gr. adéno-myome.	7e jour.	15 déc.	Réouverture de la plaie. Fistules persist. Orchites supp. (6e jour).	Avril 1906. (1 an et 5 mois ap. l'opérat.)	Résidu : 250g.	Purulentes.		Opéré en décemb. 1905 pour abcès périnéal produisant de la rétention. Guéri, mais il persiste une petite fistule.
Obs. XVI. B., 73 ans.	Début il y a 1 an.	Rétention incomplèt avec dis-tension.	Limpides.	Plusieurs hématur⁰ il y a 20 a.	20 déc. 1904	45 gr. fibro-myome.	10e jour.	17 janv.	Orchite (21e jour).	18 mai 1905. (5 mois après l'opération.)	Résidu : 50 g.	Troubles.		Mai 1906, lettre du Dr Hau qui le soigne : « M. X. a présenté des accidents de pyonéphrose, T. = 40°; puis, urines redevenues purulentes, l'état général s'est amélioré mais reste faible. »
Obs. XVII. G., 58 ans.	Début il y a 6 mois.	Faible rétention chronique. Résidu : 30 à 300 gr.	Très purulentes.		11 mars 1905	48 gr. fibro-myome.	5e jour.	6 avril.	Orchite (3e m.).	Avril 1906. (1 an et 1 mois ap. l'opérat.)	Résidu : 0.	Limpides.	État général mauvais.	Est entré de nouveau à l'hôpital (mai 1906), a maigri de 25 kilog., teint cachectique. Douleurs dans les reins s'irradiant dans les membres inférieurs.
Obs. XVIII. J., 59 ans.	Début il y a 6 ans.	Rétention chronique incompl., se sonde 1 à 2 fois. Résidu : 300 à 350 g.	Presque limpides.		7 juin 1905	12 gr. adéno-myome.	11e jour.	Réunion par prem⁰ intention.		Avril 1906. (10 mois après l'opération.)	Résidé : 150g.	Louches.	État général parfait.	Le malade va bien malgré son résidu. Fonctions génitales conservées.

TABLEAU C (suite). — RÉTENTIONS CHRONIQUES INCOMPLÈTES

N° d'observ. Age	DÉBUT de la maladie / Accidents antérieurs	ÉTAT AVANT L'OPÉRATION — Mictions	Urines	Accidents divers	DATE de l'opération	POIDS de la prostate / Nature histologique	SONDE enlevée	Fermeture de la plaie périnéale	ACCIDENTS post-opératoires / jusqu'à la mort opératoire	ÉTAT ACTUEL — DATE du dernier examen	Résidu / Mictions	Urines	Urètre / Reins / État général	OBSERVATIONS / Morts ultérieures
Obs. XIX. P., 66 ans.	Début il y a 8 ans environ.	Rétention chronique incomplète sans distension. Résidu : 100 gr.	Claires.		4 juin 1905.	14 gr. fibro-myome.	7e jour.	Fin juillet.	Grands accès de fièvre, irréguliers.	Avril 1906. (8 mois après l'opération.)	Résidu : 10gr. Mictions : nuit 3, jour 10.	Claires.	État gén. bon.	
Obs. XX. A., 63 ans.	Début il y a 10 ans environ. Orchite il y a 3 ans.	Rétention chronique incomplète sans distension, se sonde toutes les 3 h. Résidu : 70 à 100 g.	Troubles.		25 juillet 1905.	30 gr. adéno-fibrome.	9e jour.	7 août.		8 mars 1906. (7 mois après l'opération.)	Résidu : 240g. Mictions : nuit 2-3, jour 12-15.	Troubles.	Nélaton 15 passe aisém., état gén. bon.	
Obs. XXI. A., 64 ans.	Début il y a 6 ans.	Rétention chronique incomplète av. grande distension. Résidu : 450 à 500 g.	Claires.	Hématur. après évacuation de sa vessie.	5 août 1905.	50 gr. adénome.	10e jour.	Fin sept.	Fièvre élevée, avec vomissements, état général très grave, occasionnés p' mauvais fonctionnement de la sonde.	Février 1906. (6 mois après l'opération.)	Résidu : 45gr. Mictions : 3-4 la nuit. Toutes les 2 ou 3 h. le jour.	Louches.	Bon état gén.	Pas d'incontinence, fonctions génitales conservées.
Observ. XXII. Dr L., 73 ans.	Début il y a 3 ans.	Rétention chronique incomplète sans distension, se sonde 1 fois par jour. Résidu : 100 à 150 g.	Troubles.		8 nov. 1905.	6 gr. fibro-myome.	7e jour.	Réunion par prem' intention.		16 mars 1906. (4 mois après l'opération.)	Résidu : 50gr. Mictions : 5-6 le jour.	Louches.	Se sonde facilement avec une Nélaton 16. A engraissé de plusieurs kilos.	Persiste une légère incontinence, mais qui tend à diminuer. A été litho-trité.
Observ. XXIII. R., 46 ans.	Début il y a 3 mois.		Très sales.		23 mai 1905.	15 gr. fibro-myome.			Mort, 9 jours ap. l'opération de pyélo-néphrite suppur. double ancien.					

TABLEAU D. — CANCERS LATENTS DE LA PROSTATE

N° d'observ. Age	DÉBUT de la maladie / Accidents antérieurs	ÉTAT AVANT L'OPÉRATION — Mictions	Urines	Accidents divers	DATE de l'opération	POIDS de la prostate / Nature histologique	SONDE enlevée	Fermeture de la plaie périnéale	ACCIDENTS post-opératoires / jusqu'à la mort opératoire	ÉTAT ACTUEL — DATE du dernier examen	Résidu / Mictions	Urines	Urètre / Reins / État général	OBSERVATIONS / Morts ultérieures
Observ. XXIV. B., 71 ans.	Début il y a 6 ans.	Rétention chronique pr. complète sans distension.	Troubles.	2 à 3 hématuries.	22 juillet 1905.	15 gr., épithélioma adénoïde.	8e jour.	Ne s'est pas fermée.	Mort le 06 ?.					
Obs. XXV. D., 63 ans.	Début il y a 11 mois.	Rétention complète av. distension.	Un peu louches.	Légère hématurie à la suite d'un cathétérisme.	18 février 1905.	35 gr., épithélioma adénoïde.	11e jour.	24 mars.		19 nov. 1905. (9 mois après l'opération.)	Résidu : 270g. Mictions : 10 la nuit, autant le jour.	Troubles.		Récidive. Le résidu est allé en augmentant. Mort.

CHAPITRE II

CONSIDÉRATIONS ANATOMIQUES ET ANATOMO-PATHOLOGIQUES

Nous subdiviserons ce chapitre en trois parties : l'une, ayant trait à l'étude macroscopique des prostates enlevées ; la deuxième, s'occupant de leur nature histologique ; le troisième, enfin, réunissant les cas où nous avons trouvé des abcès développés au sein de l'hypertrophie prostatique.

I. — ÉTUDE MACROSCOPIQUE DES PROSTATES

Nous avons relaté, à propos de chacune de nos observations, le poids respectif de chaque prostate. Il est néanmoins intéressant de les grouper en un tableau qui montrera mieux encore la différence considérable qui existe entre chacune d'elles. Nous conserverons ici le groupement déjà indiqué plus haut.

1er groupe.	2e groupe.	3e groupe.		4e groupe.
18 gr.	30 gr.	6 gr.	20 gr.	15 gr.
25 gr.	45 gr.	7 gr.	30 gr.	35 gr.
55 gr.	80 gr.	12 gr.	45 gr.	
67 gr.	110 gr.	14 gr.	50 gr.	
70 gr.	202 gr.	15 gr.	55 gr.	
87 gr.		18 gr.	104 gr.	

D'après ce tableau, si l'on n'hésite pas à admettre le terme d'hypertrophie pour la grande majorité des prostates, il n'en est pas de même, pour quelques-unes d'entre elles, dont le poids se trouve compris entre 6 et 18 grammes.

La plupart de ces malades ayant une toute petite prostate ont été cependant notablement améliorés par l'opération ; aussi, trouvons-nous, comme certains auteurs l'admettent, que le terme de prostatisme convient mieux que celui d'hypertrophie prostatique. Il réunit certains états, légèrement différents, mais relevant d'un même traitement.

L'augmentation du volume de la glande porte toujours sur les lobes latéraux. On peut quelquefois aussi trouver un développement très notable du lobe médian qui fait alors saillie dans la vessie : nous l'avons observé 2 fois sur 25 et dans 2 cas, ce lobe médian atteignait le chiffre assez considérable de 20 grammes (obs. V et XII).

Petit [1] paraît attacher une certaine importance à la facilité plus ou moins grande avec laquelle est opéré le décollement capsulaire. Pour notre part, nous considérons que cette décapsulisation ne présente pas un très haut intérêt.

Lorsqu'elle est aisée, elle facilite certainement le travail du chirurgien ; mais, même dans les cas difficiles, elle peut être exécutée en s'aidant des ciseaux et en sculptant l'urètre. Il n'en est pas de même dans l'opération de Freyer où le décollement prostatique joue un rôle

---

[1] Petit. Thèse de Paris.

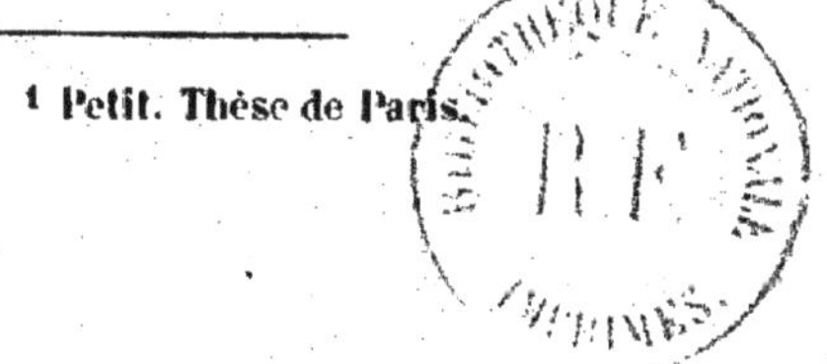

7 PI

capital, et nous citerons le cas de Loumeau[1] qui 4 fois sur 10 ne put enlever la prostate par la voie haute. Nous aurons d'ailleurs l'occasion de revenir sur ce sujet quand nous discuterons la valeur respective des deux procédés actuellement en usage.

Une autre question se pose, la glande est-elle complètement enlevée ? A vrai dire, l'ablation n'est jamais absolument complète. Certains auteurs[2] même vont jusqu'à dire que ce qu'on enlève n'est pas la prostate.

D'après eux, les glandes prostatiques proprement dites ne se trouvent qu'à la périphérie de l'organe, la partie centrale est constituée par les glandes péri-urétrales séparées des premières par une zone de tissu fibro-musculaire. Or, c'est précisément la partie centrale qui se développe et qui en augmentant de volume refoule la vraie prostate qui s'atrophie et constitue la pseudo-capsule. En énucléant la prostate, on laisserait donc, en réalité, d'après ces auteurs, la véritable glande. Au point de vue thérapeutique, la question est de médiocre importance.

Voyons maintenant ce que nous avons observé du côté de l'urètre et du côté de la vessie. En ce qui concerne l'urètre, nous avons noté assez fréquemment, et d'accord en cela avec les auteurs classiques, l'augmentation du diamètre antéro-postérieur de la portion prostatique. Or, après l'extirpation de la glande, l'accolement des bords de la plaie, qui forment deux lèvres exubérantes, peut donner lieu, dans la suite, à des difficultés de cathétérisme. Aussi M. Rafin a-t-il continué,

---

[1] *Ann. des mal. gén.-urin.*, décembre 1905.

[2] Motz et Perarneau. *Assoc. franç. d'urol.*, octobre 1905.

comme cela est recommandé par M. Albarran, à exciser une portion longitudinale de l'urètre prostatique, quand celui-ci est trop agrandi. Nous avons noté aussi le plus souvent l'état du sphincter membraneux qui joue un rôle très important dans la miction. Nous étudierons ce point à propos de l'incontinence. Du côté de la vessie, rien de très particulier à signaler. Il est cependant intéressant de connaître l'état du col dont l'élargissement ou la dilacération peuvent aussi amener un certain degré d'incontinence. La plupart de nos observations (nous ne pouvons malheureusement dire toutes) donnent l'état du sphincter vésical après l'extirpation de la glande.

Pour en finir avec la vessie, il nous reste à dire quelques mots des calculs qui ont été extraits au cours de l'opération : le fait s'est reproduit 4 fois sur ces 25 prostatectomies.

Dans un premier cas (obs. VII), on a extrait un grand nombre de tout petits graviers : le malade avait d'ailleurs auparavant uriné un peu de sable et il est mort, dans la suite, de pyélo-néphrite calculeuse. Deux autres cas (obs. VI et XXII) ont fourni de petites pierres du volume d'un noyau d'olive. Chez le quatrième malade (obs. IX), on a enlevé deux calculs pesant ensemble 65 grammes; ceux-ci n'avaient pas été diagnostiqués, l'examen cystoscopique n'ayant pas été fait. Enfin, il faut ajouter un cas un peu spécial: celui de l'observation XVII.

On trouva dans la vessie une végétation incrustée qui à l'examen cystoscopique en imposait pour un calcul : cette petite tumeur fut enlevée aussi complètement que possible. C'était un lobule prostatique saillant.

II. — Étude histologique des prostates

L'examen histologique étant en quelque sorte le complément indispensable de l'opération, nous avons pensé qu'il valait mieux mettre dans chaque observation et immédiatement après le compte rendu de la prostatectomie, le résultat fourni par les coupes faites dans la tumeur. Ces préparations ont été faites en partie chez M. Mérieux, en partie par le D' Faÿsse, chef du laboratoire de l'hôpital Saint-Joseph, que nous tenons à remercier. Nous nous bornerons donc ici à donner un tableau d'ensemble qui nous permettra quelques commentaires :

1° Hypertrophie histologiquement simple de la prostate :

Adénomes	3	(obs. VII, XIV, XXI).
Fibrome	1	(obs. VIII).
Adéno-fibromes	3	(obs. XI, XX, V).
Adéno-myomes	4	(obs. III, XII, XV, XVIII).
Fibro-myomes	8	(obs. IV, VI, IX, XVI, XVII, XVIII, XIX, XXII).
Adéno-fibro-myomes	4	(obs. I, II, X, XIII).

2° Cancers de la prostate :

Épithéliomas adénoïdes 2 (obs. XXIV, XXV).

Par le simple examen de ce tableau, on voit que les formes dans lesquelles un seul des éléments s'est développé sont les plus rares, et plus particulièrement les fibromes, que nous n'avons rencontrés qu'une fois sur vingt-cinq. Au contraire, les formes mixtes, c'est-à-dire celles où deux ou les trois éléments constituants sont hypertrophiés, sont de beaucoup les plus nombreuses. Ces considérations, intéressantes au point de vue histologique, n'ont pas une très grande importance au point de vue opératoire. Mais il n'en est pas de même de la question qui a trait aux formes d'hypertrophies malignes de la prostate.

Albarran et Hallé, sur 100 prostates qu'ils ont examinées en ont trouvé 11 cancéreuses. Faysse, dans sa thèse, en cite 3 cas sur 25, ce qui fait une proportion de 12 pour 100. Si l'on jette un nouveau coup d'œil sur notre tableau, on trouve 2 épithéliomas, soit 8 % de formes malignes. Cette diminution tient, sans doute, à ce que l'on a été très attentif de ce côté et que l'on a écarté tout malade suspect de cancer. C'est qu'en effet, les résultats obtenus chez les malades opérés dans ces conditions sont si défectueux, que M. Rafin se refuse systématiquement à enlever les prostates cancéreuses. Malheureusement, même avec les moyens cliniques actuels, même avec les procédés d'investigation en usage, on ne peut pas toujours affirmer avant l'opération que l'on ne se trouvera pas en présence d'une prostate maligne; cela est surtout vrai, quand on a affaire à des épithéliomas adénoïdes (le cas de nos observations), ou à des formes sous-capsulaires. Dans ces cas, l'examen histologique donne un diagnostic de certitude, mais c'est un diagnostic rétrospectif; il est néanmoins très important, parce qu'il facilite considérablement le pronostic, qui dans ces formes est à peu près fatal. Tous les malades opérés dans ces conditions, c'est-à-dire 2 fois sur 25 dans notre statistique, 3 fois dans celle de Faysse, sont morts assez rapidement après l'opération.

III. — ABCÈS CONCOMITANTS DE LA PROSTATE

Deux fois au cours de ces 25 interventions, on a eu l'occasion d'ouvrir des abcès prostatiques assez volumineux : l'opération d'ailleurs, dans ces deux cas, n'a pas subi de changement, et, après avoir vidé aussi complétement que possible la cavité de l'abcès, on a pu enlever aussi facilement qu'à l'ordinaire les lobes prostatiques. Ces abcès n'avaient pas été diagnostiqués au préalable : il est juste de dire que l'un d'eux (obs. IX) était intra-glandulaire; l'autre (obs. XI) s'était développé entre la paroi postérieure de la glande et la capsule. Aucun d'eux n'avait donné lieu à des phénomènes réactionnels locaux.

Les deux malades ont guéri. L'un d'eux (obs. IX), âgé de plus de 81 ans au moment de l'opération, a donné un résultat parfait.

Ces deux faits démontrent que la présence d'une collection purulente prostatique, surtout s'il n'existe pas de phénomènes infectieux graves, ne constitue pas une contre-indication absolue de la prostatectomie.

CHAPITRE III

RÉSULTATS OPÉRATOIRES DE LA PROSTATECTOMIE PÉRINÉALE

Les résultats opératoires peuvent se grouper sous cinq chefs ; aussi, subdiviserons-nous ce chapitre en cinq paragraphes. Comme dans le chapitre précédent, nous aurons toujours en vue, d'une part, les malades des trois premiers groupes, c'est-à-dire ceux dont la prostate présente une hypertrophie histologiquement simple ; d'autre part, ceux dont la prostate a été reconnue, à l'examen, de nature cancéreuse.

§ 1. — DU CATHÉTÉRISME APRÈS LA PROSTATECTOMIE

Le cathétérisme après l'opération a toujours été facile pour les malades de la première catégorie. On s'est servi, pour cela, de sondes Nélaton variant du n° 15 au n° 18. Ce cathétérisme est d'ailleurs grandement facilité par l'emploi de la sonde à demeure placée immédiatement après la prostatectomie.

Pour les malades de la deuxième catégorie, c'est-à-dire les cancéreux, le cathétérisme est en général facile après l'opération, mais il n'en est pas de même au bout de quelque temps, lorsque la tumeur a récidivé. C'est le cas du malade de l'observation XV où, au bout de sept mois, on éprouve déjà des difficultés et, un mois après, on est obligé, pour le sonder, de passer une sonde béquille n° 16 avec un mandrin.

Nous ne parlerons pas ici des deux cas de rétrécissement de l'urètre que nous avons observés ; il en sera dit un mot dans le chapitre suivant.

§ 2. — Cicatrisation de la plaie

La cicatrisation de la plaie est assez rapide. Comme nous l'avons dit plus haut, ce terme de cicatrisation ne signifie pas fermeture complète de la plaie, mais il désigne le moment où toute l'urine passe par le canal. Sur nos 23 malades (nous retranchons les 2 décès opératoires), 14 ont vu leur plaie se fermer dans un laps de temps variant de 14 à 42 jours, ce qui donne une moyenne de 29 jours. Chez 3 opérés (obs. VI, XI et XXI), la fermeture périnéale ne s'est produite qu'au bout de 2 mois seulement.

Enfin, chez les 6 autres (obs. V, XII, XVI, XVIII, XX et XXII), la fermeture de la plaie a été très rapide, véritable cicatrisation par première intention, car, à aucun moment, l'urine ne s'est échappée par le périnée. Dans deux cas, la plaie s'est rouverte plus tard, donnant, une fois seulement, lieu à une fistule ; nous parlerons plus loin de cette complication. Quant à la cicatrisation par première intention, elle nous a donné trois fois sur six l'occasion de constater des orchites ; il semble, d'après ce résultat, que la fermeture rapide de la plaie ne doive pas trop être recherchée.

§ 3. — Toucher rectal après la prostatectomie

Toutes les fois que le toucher rectal a été pratiqué chez les malades plusieurs mois après l'opération, on a pu se rendre compte que la région prostatique était plate, presque toujours légèrement indurée, présentant même quelquefois un petit noyau (obs. IV), démontrant que l'énucléation glandulaire n'avait pas été aussi parfaite qu'on l'aurait désirée; mais, dans aucun cas, on n'a trouvé trace de récidive. Ceci dit seulement, bien entendu. pour les malades des trois premiers groupes; car le résultat du toucher prostatique est différent chez les malades du quatrième groupe. Chez l'un de ces malades (l'autre étant mort trop tôt), on sentait, au bout de huit mois, une prostate pas encore très volumineuse. mais extrêmement dure et se délimitant très bien au niveau de son bord supérieur.

§ 4. — Complications post-opératoires de la prostatectomie

Pendant les jours qui suivent l'opération. on voit quelquefois survenir de l'orchite. Cette complication, signalée par tous les auteurs, quoique sans gravité, mérite cependant de nous arrêter, parce qu'elle occasionne de vives douleurs aux malades et fait ascensionner. dans certains cas, leur courbe thermique. Et, tout d'abord. quelle est sa fréquence? Petit en cite 12 cas sur 30 opérés, ce qui fait une proportion de 40 °/₀.

Fäysse l'a rencontrée 8 fois sur 25, soit 32 °/₀. Nous avons nous-même observé 8 fois cette complication.

Il semble cependant que celle-ci doive disparaître dans l'avenir ou, tout au moins, beaucoup diminuer. En effet, Pauchet, qui a fait 51 prostatectomies périnéales, ne la mentionne que 4 fois seulement, soit une proportion de 7,8 %. En outre, ces orchites se seraient produites au début de sa pratique, mais depuis un an, dit-il, il ne l'aurait jamais observée, en ménageant les canaux éjaculateurs suivant la pratique de Young.

Quelle est la date d'apparition de l'orchite ? Nous l'avons observée 4 fois du dix-huitième au vingt-deuxième jour, 2 fois précoce (sixième et septième jour) et 2 fois tardives, c'est-à-dire trois mois après l'opération. Le maximum de fréquence se trouverait donc à la fin du deuxième et au commencement du troisième septénaire. Le plus souvent, ces orchites sont unilatérales et guérissent rapidement ; quelquefois les deux côtés se prennent et, dans 2 cas (obs. V et XV), l'inflammation testiculaire a abouti à la suppuration.

Un autre accident que nous devons signaler, c'est une constipation opiniâtre. Celle-ci se manifeste surtout pendant les premières semaines qui suivent l'opération, car plus tard, au contraire, les malades bénéficient du traitement et voient leurs selles se régulariser et devenir quotidiennes. Il faut lutter contre cette coprostase par tous les moyens : purgations fréquentes (dès le troisième jour), lavements, lavages intestinaux avec la sonde et, dans les cas extrêmes, curage digital suivi d'un lavement.

Nous avons observé trois fois (obs. XIX, VII et XXI) des accès fébriles post-opératoires. Cette élévation de température était due, pour le premier de ces malades, à l'évolution d'une pleuro-pneumonie qui s'est terminée heureusement. Quant aux deux autres malades, l'accident qu'ils ont présenté peut être mis sur le compte du mauvais fonctionnement de la sonde à demeure : nous en reparlerons à propos des soins consécutifs.

Enfin, notons encore une dernière complication, mais celle-ci se rapportant à la deuxième catégorie de malades.

Nous avons observé une fois (obs. XXV) une hémorragie secondaire qui s'est produite vingt-trois jours après l'opération. Cette hémorragie abondante s'est arrêtée spontanément, remplissant la vessie de caillots qui ont nécessité l'emploi d'une sonde évacuatrice. Cette complication grave, mais rare, s'est produite chez un malade cancéreux, qui de plus avait été opéré dans de mauvaises conditions avec une température de 39°.

§ 5. — Gravité de la prostatectomie

Si nous consultons nos observations, nous trouvons deux décès opératoires : l'un (obs. XXIII) s'est produit le neuvième jour, à la suite d'une pyélo-néphrite suppurée ancienne; l'autre (obs. XXIV) le soixante-sixième jour, probablement d'infection rénale.

La mortalité opératoire pour notre statistique est donc de 8 %. C'est peu, surtout si l'on songe à l'âge de nos opérés, dont l'un a plus de 81 ans. Nous ne pouvons pas affirmer malheureusement que ces deux décès soient les seuls. Quatre autres malades ont succombé, mais beaucoup plus tard et dans les conditions sui-

vantes : L'un (obs. VI) est mort d'une attaque d'apo-
plexie et de pneumonie du sommet, à l'âge de 79 ans.
Un autre (obs. X) de pneumonie, à la suite d'un cathétérisme, alors que rien dans son état de santé ne pouvait
faire prévoir une issue fatale. Un troisième (obs. VII)
a succombé un an et huit mois après l'opération, de
pyélo-néphrite calculeuse. Le quatrième enfin a été
emmené par une cachexie cancéreuse progressive.

La prostatectomie périnéale est donc en elle-même
une opération peu grave. Mais ici encore, il faut tenir
grand compte de nos catégories de malades : les opérés
pour hypertrophie histologiquement simple et les opérés
pour cancers latents de la prostate ; le pronostic pour
ce dernier groupe est à peu près fatal.

CHAPITRE IV

RÉSULTATS CLINIQUES DE LA PROSTATECTOMIE

Nous étudierons les résultats cliniques de la prostatectomie dans l'ordre suivant :

I. — *Résultats ayant trait à l'appareil urinaire.*

    A. — MICTIONS.
    B. — ÉTAT DES URINES.
    C. — ÉTAT DES REINS.
    D. — COMPLICATIONS.
        Vessie : Incontinence.
        Périnée : Fistules.
        Urètre : Rétrécissements.

II. — *Résultats ayant trait aux annexes de l'appareil urinaire.*

    Prostate : Fonctions génitales.

III. — *Résultats ayant trait à l'état général.*

§ 1. — DE LA MICTION CHEZ LES PROSTATECTOMISÉS

La première conséquence de la prostatectomie, c'est le rétablissement de la fonction évacuatrice de la vessie. Mais il en est une autre non moins importante, c'est la diminution du nombre des mictions. C'est un résultat très' appréciable : ces levers nocturnes pour des personnes âgées, ces cathétérismes qui ne sont pas toujours faits avec tout le soin désirable, ne sont pas sans danger pour des organismes déjà débilités. Nous n'avons jamais observé chez nos vingt-cinq malades la suppression complète des mictions de la nuit : mais nous l'avons notée une fois chez un ancien opéré dont nous parlerons dans la deuxième partie de ce travail.

Non seulement les mictions sont moins nombreuses, mais elles s'effectuent encore avec beaucoup plus d'aisance. Ce ne sont plus ces besoins impérieux s'accompagnant de douleurs, tels qu'on les observait avant l'opération : les malades peuvent retenir leurs urines et, quelquefois même, faire le coup de piston (obs. XII) : de plus, le jet est augmenté d'amplitude et de force et l'un des opérés nous écrit qu'il urine à 40 centimètres : on est loin de ces malades qui « pissent sur leurs bottes ».

D'où vient que le nombre des mictions, quoique diminué, reste toujours assez élevé? En supposant que l'opération soit parfaite et que les malades vident complétement leur vessie, le chiffre des mictions ne redeviendrait pas nécessairement normal. C'est qu'en effet, la plupart des prostatiques ont leurs reins touchés, comme l'indiquent les analyses d'urine pré-opératoires. Cette néphrite concomitante produit de la polyurie. Si cette polyurie évolue chez un malade à faible capacité vésicale, celui-ci urinera plus souvent et présentera ainsi de la pollakyurie.

Voici d'ailleurs quelques résultats :

Obs. I. — 1 an et 8 mois après l'opération.
    6 à 7 mictions la nuit p. 1 lit. d'urine.
    7 à 8 mictions le jour p. 1 lit. d'urine.

Obs. II.
    4 à 5 mictions la nuit p. 1 lit. 1/4 d'urine. } Capacité = 160 gr.[1]
    4 à 5 mictions le jour p. 3/4 de lit. d'urine. }

Obs. III.
    4 mictions la nuit p. 900 gr. d'urine. } Capacité = 240 gr.
    6 mictions le jour p. 2 lit. 500 d'urine. }

Obs. VII. — 4 mois après l'opération.
    4 à 5 mictions la nuit p. 1500 gr. d'urine. } Capacité = 140 gr.
    5 à 6 mictions le jour p. 1500 gr. d'urine. }

Obs. IX. — 3 mois après l'opération.
    Toutes les 2 h. la nuit p. 1000 gr. d'urine. } Capacité = 150 gr.
    Le jour, quantité moindre. }

Obs. X. — 10 mois après l'opération.
    1 miction la nuit. } Capacité = 400 gr.
    2 à 3 mictions le jour. }

Obs. XII.
    3 mictions la nuit p. 620 gr. d'urine.
    4 mictions le jour p. 950 gr. d'urine.

Obs. XIII. — 1 an et 6 mois après l'opération.
    Toutes les 2 h. la nuit p. 800 gr. d'urine. } Capacité = 180 gr.
    Le jour, 6 à 700 gr. d'urine. }

Obs. XVI. — 1 mois après l'opération.
    5 mictions la nuit p. 500 gr. d'urine.
    7 mictions le jour p. 700 gr. d'urine.

Obs. XVII.
    5 mictions la nuit p. 1 lit. d'urine. } Capacité = 250 gr.
    Urine moins souvent le jour. }

Obs. XIX.
    5 mictions la nuit p. 1 lit. 1/4.
    16 mictions le jour p. 1 lit.

La fréquence des mictions dépend donc de la quan-

---

[1] Les capacités ont été mesurées à la seringue, ce qui explique pourquoi le chiffre obtenu est souvent inférieur à la quantité d'urine que le malade peut émettre en une seule miction.

lité d'urine produite et de la capacité vésicale ; mais elle dépend aussi et surtout du résidu que nous allons maintenant étudier :

Premier groupe (Rétentions récentes).

Observations N°° d'ordre.	Résidus avant l'opération.		Résidu après.
I	250 à 800 gr.	1 an et 2 mois :	175 gr.
II	475 gr.	1 an et 7 mois :	10 gr.
III	70 gr.	1 an et 3 mois :	10 gr.
IV	40 gr.	1 mois :	5 gr.
V	Vessie non vidée av. op.	4 mois :	70 gr.
VI	300 à 500 gr.	2 mois :	0 gr.

Deuxième groupe (Rétentions chroniques complètes).

VII	Rétention complète.	1 an et 7 mois :	47 gr.
VIII	Rétention complète.	2 mois :	80 gr.
IX	Rétention complète.	7 mois :	25 gr.
X	Rétention complète.	10 mois :	200 gr.
XI	Rétention complète.	11 mois :	0 gr.

Troisième groupe (Rétentions chroniques incomplètes).

XII	400 à 450 gr.	2 ans :	0 gr.
XIII	300 gr.	1 an et 6 mois :	0 gr.
XIV	300 gr.	1 an et 7 mois :	10 gr.
XV	250 à 520 gr.	1 an et 6 mois :	250 gr.
XVI	Vessie distendue non vidée.	5 mois :	50 gr.
XVII	50 à 200 gr.	4 mois :	0 gr.
XVIII	300 à 350 gr.	10 mois :	150 gr.
XIX	100 gr.	5 mois :	10 gr.
XX	70 à 100 gr.	7 mois :	240 gr.
XXI	450 à 500 gr.	6 mois :	45 gr.
XXII	100 à 200 gr.	4 mois :	50 gr.
XXIII	300 gr.	Mort le 9° jour.	

Quatrième groupe (Cancers latents).

XXIV		Mort le 66° jour.	
XXV	300 à 500 gr.	9 mois :	250 gr.

Si maintenant nous considérons individuellement les malades, après avoir éliminé les deux opérés pour hypertrophie maligne, et celui de l'observation XXIII, mort le sixième jour, nous voyons que dix malades sur vingt-deux vident complètement ou presque complètement leur vessie. Des douze autres, six présentent un résidu élevé. Celui de l'observation I a 175 grammes ; il a eu auparavant des résidus beaucoup plus faibles, d'autres plus forts : il présente donc d'assez grandes variations. Ce malade, d'ailleurs, est entré à l'hôpital délirant et avec une vessie très distendue ; actuellement, son état général est très florissant. Celui de l'observation VIII (80 grammes) n'a pas été sondé au dernier examen parce qu'il urinait très facilement et que son état général était excellent : il est fort probable que son résidu actuel doit être peu élevé. Restent quatre malades (obs. X, XV, XVIII et XX) dont les résidus varient de 150 à 250 grammes, sans que rien ne puisse expliquer ces chiffres ; l'un d'eux (obs. XX), qui a vu à un moment donné son résidu descendre à 18 grammes, doit recourir à la sonde. Le malade de l'observation X est mort accidentellement peu de temps après le dernier examen ; à cette époque-là, malgré son fort résidu, son état général était parfait.

§ 2. — ÉTAT DES URINES APRÈS LA PROSTATECTOMIE

L'opération améliore-t-elle les urines? Nous pouvons répondre par l'affirmative en nous faisant appuyer par le tableau suivant :

8 PI

Observations.	ÉTAT DES URINES	
	Avant l'opération.	Après l'opération.
I	Troubles	Légèrement troubles
II	Troubles	Troubles
III	Louches	Louches
IV	Troubles	Troubles
V	Claires	Louches
VI	Troubles	Limpides
VII	Purulentes	Améliorées
VIII	Très sales	Un peu louches
IX	Très purulentes	Troubles
X	Très purulentes	Un peu louches
XI	Troubles	Limpides
XII	Limpides	Limpides
XIII	Légèrement louches	Louches
XIV	Purulentes	Louches
XV	Limpides	Purulentes
XVI	Limpides	Purulentes
XVII	Très purulentes	Limpides
XVIII	Limpides	Légèrement louches
XIX	Claires	Claires
XX	Troubles	Troubles
XXI	Claires	Louches
XXII	Troubles	Louches
XXIII	Très sales	Mort le 4ᵉ jour
XXIV	Troubles	Mort le 66ᵉ jour
XXV	Un peu louches	Troubles

Si, sur les 15 malades opérés avec des urines sales, nous retranchons les 2 décès, nous en trouvons 10 dont les urines sont devenues limpides ou ont été très améliorées par l'opération : 3 seulement sont restées troubles. Sur les 10 opérés avec les urines claires, en exceptant l'observation XXV (cancer), nous en trouvons 1 (obs. XVI) dont les urines sont devenues sales après l'opération, 4 dont les urines sont devenues louches (obs. V, XV, XVIII et XXI).

§ 3. — État des reins après la prostatectomie

Les quatre derniers malades dont nous parlions dans le paragraphe précédent (obs. V, VX, XVI et XXI) ont été opérés à la période de distension avec incontinence; leurs reins étant déjà touchés, leurs urines, qui étaient claires, sont devenues sales ou tout au moins louches après l'opération.

Si les lésions rénales ne sont pas trop avancées, la prostatectomie peut encore les faire rétrocéder; les urines du malade de l'observation XXI sont ainsi en train de s'améliorer. Mais si ces lésions sont trop graves, la prostatectomie ne peut rien.

Dans un de nos cas (obs. VII), le malade atteint avant l'opération de pyélo-néphrite calculeuse, bien que parfaitement guéri de sa rétention, a eu plusieurs poussées de rétention rénale et a succombé à un accident de ce genre (un an et huit mois l'opération).

§ 4. — Complications cliniques de la prostatectomie

Nous avons déjà parlé plus haut des accidents post-opératoires, tels que l'orchite, qui peuvent survenir chez les prostatectomisés. Ici, nous voulons seulement relater un certain nombre de résultats un peu moins favorables à l'intervention et qui touchent aux questions suivantes : incontinence, fistules périnéales, rétrécissements de l'urètre.

L'incontinence, disons-le tout de suite, est une complication grave, mais heureusement fort rare et transitoire, de la prostatectomie. Nous ne l'avons jamais vue totale et les trois cas que nous avons observés sont des cas d'incontinence partielle. Chez le premier de ces malades (obs. XIII), l'incontinence a duré environ un an, mais elle est actuellement totalement guérie. Chez les deux autres (obs. XXI et XXII), elle a considérablement diminué : l'un perd un peu ses urines pendant la marche seulement; quant au second, c'est à peine s'il perd involontairement quelques gouttes quand le besoin d'uriner se fait très vivement sentir, et cela se produit rarement.

Quelles sont les raisons qui peuvent expliquer ce phénomène? La première idée qui vient à l'esprit, c'est d'invoquer le manque de tonicité du col vésical par suite de son élargissement ou de sa dilacération pendant les différentes manœuvres d'introduction du doigt ou d'extraction des calculs. Celui-ci devient alors impropre à retenir les urines dans la vessie. En réalité, ce rôle du sphincter vésical a son importance, mais il s'efface devant celui du sphincter membraneux. Proust, au Congrès de Montauban, a émis le premier cette idée que l'incontinence était due en grande partie aux lésions de l'urètre membraneux et en particulier à la section du sphincter strié. Nous avons noté sur un grand nombre de nos observations l'état des deux sphincters à la suite de l'opération, et nous sommes arrivé à peu près aux mêmes constatations. Voici d'ailleurs nos résultats :

État du sphincter membraneux.	État du col vésical.	Incontinence.
I Intact	Mou, non contractile	Néant
II Intact	Assez dilaté, légère tonicité	Néant
III Intact	Sphincter intact	Néant
V Intact	Sphincter intact	Néant

État du sphincter membraneux.	État du col vésical.	Incontinence.
VI Intact	laisse passer 2 doigts	Néant
VII Intact	Col large	Néant
IX Intact	Intact	Néant
X Intact	Col dilacéré	Néant
XI Intact	Col effondré	Légère incontinence dans la marche
XII Intact	Mou, peu contractile	Néant
XIII Intact	Sphincter vésical un peu effondré	Incontinence partielle guérie
XIV Intact	Dilacération orificielle vésicale	Néant
XV Intact	Intact	Néant
XVIII Intact	Intact	Néant
XIX Intact	Col peu dilaté	Néant
XX	Tonicité normale	Néant
XXI Intact	Col admet bien 1 doigt	Néant
XXII Urètre membraneux déchiré	Intact	Légère incontinence

Si nous analysons nos trois cas d'incontinence, nous voyons que deux d'entre eux sont dus à des lésions du col vésical : dans l'un, le sphincter membraneux est intact et le malade a guéri ; dans l'autre, on n'a pas noté l'état de ce sphincter, mais le malade est en bonne voie de guérison. Le troisième cas est dû à une déchirure de l'urètre membraneux ; mais l'observation n'indique pas si le sphincter strié a été plus particulièrement atteint : le malade est presque complètement guéri. D'autre part, sur les 17 malades examinés, il y en a 8 qui présentent un sphincter membraneux bien conservé, mais tous un col vésical plus ou moins mou, sans tonicité, ou élargi ou encore dilacéré et quelque peu effondré ; et cependant aucun d'eux n'est atteint d'incontinence. En somme, on peut conclure que l'intégrité du col vésical joue un rôle important ; mais cette importance s'efface devant le rôle capital du sphincter strié.

Les fistules périnéales persistant à la suite de la prostatectomie sont encore moins fréquentes que l'incontinence. Nous en avons rencontré 2 cas sur 25 et, hâtons-nous de le dire, l'un d'eux est entièrement guéri. Le premier de ces malades (obs. XI) présentait une obstruction du bout antérieur de l'urètre, au ras de la fistule ; on fit alors une urétrotomie externe et l'urine reprenant son cours normal, la plaie se cicatrisa rapidement. Le deuxième malade (obs. XV) avait guéri par première intention. Étant chez lui, la plaie s'est ouverte, probablement par suite de la formation d'un abcès. Malgré un large débridement et une surveillance attentive de la cicatrisation, la fistule persiste.

Enfin, pour en finir avec ces complications, nous dirons un mot des rétrécissements de l'urètre consécutifs à l'opération. Ces rétrécissements sont dus à l'envahissement de la lumière du canal par du tissu fibreux d'origine cicatricielle, car c'est toujours au niveau de la plaie qu'ils siègent.

Nous avons observé deux cas de sténose de l'urètre sur 25 opérés. Chez le malade de l'observation VI la miction urétrale s'effectuait par un jet très fin et goutte à goutte, en même temps qu'il persistait une petite fistule. Toutes les boules étaient arrêtées, et c'est à peine si le canal laissait passer une bougie filiforme. On fit une urétrotomie interne qui sectionna une légère bride. Le deuxième cas se rapporte à l'observation XI. Une boule n° 18 donne une sensation très nette d'une sténose au niveau de la cicatrice. Le malade d'ailleurs trouve que son jet a une tendance marquée à se rétrécir et il se dilate le canal avec des bougies de 16 à 22.

II. — Modifications des fonctions génitales

Faysse admettait dans les conclusions de sa thèse que la prostatectomie amène la perte des fonctions génitales. Il était d'ailleurs, sur ce point, d'accord avec la plupart des auteurs.

Depuis la publication de ce travail, les observations se sont multipliées apportant de nouveaux faits. Nous citerons ici les paroles de Pauchet[1] (d'Amiens) au dernier Congrès d'urologie, à propos des fonctions sexuelles après l'opération : « La plupart de nos opérés paraissent indifférents sur cette question. Chez quelques-uns, les érections sont incomplètes. Chez 4 opérés, l'érection et l'éjaculation sont parfaites. L'un d'eux, âgé de 70 ans, écrivait il y a quelques jours, pour me demander s'il pouvait procréer. »

Nous ajouterons à cette opinion les renseignements que nous avons recueillis chez 9 malades spécialement interrogés sur ce point. Sur ces 9, 4 n'avaient plus eu de coïts depuis 6 à 18 ans; 2 en avaient eus quelques mois auparavant : mais ils avaient à peu près tous des érections qu'ils n'ont plus maintenant. Quant aux trois autres, deux (obs. XVIII et XXI) ont eu des érections et des coïts, le troisième a des pollutions nocturnes avec sensation de volupté, mais sans émission de sperme (obs. IX).

Nous ne pouvons donc pas admettre que la prosta-tectomie amène toujours la perte des fonctions géni-

---

[1] Assoc. franç. d'urologie, octobre 1905.

tales. Il est bien évident, d'autre part, que l'opération ne peut pas rendre aux malades une virilité qui probablement n'existait déjà plus. Quant à l'absence d'érections, elle serait plutôt en faveur de l'opération; car ces érections, plutôt gênantes pour les malades, étaient dues pour la plupart, avant l'intervention, aux effets de la réplétion vésicale.

Dans tous les cas il sera toujours bon de prévenir les malades avant de les opérer ; on évitera ainsi des désagréments qui pourraient se produire.

III. — Modifications de l'état général

La plupart des opérés, exception faite pour les deux cancéreux, voient leur état général s'améliorer considérablement. On s'aperçoit surtout d'un changement très notable quand ils viennent se montrer à la consultation, quelques mois après avoir quitté l'hôpital. Leur état de santé est florissant et presque tous ont repris du poids. Nous avons même noté la disparition complète des migraines chez un malade qui en souffrait beaucoup avant l'opération (obs. XII). Ce phénomène s'explique d'ailleurs assez facilement. Un très grand nombre de migraineux sont des constipés. Or, l'une des particularités de la prostatectomie, c'est de supprimer cette auto-intoxication à point de départ intestinal en régularisant les selles et en les rendant quotidiennes. Ce maintien de l'état général peut quelquefois aider le chirurgien dans sa tâche. C'est ainsi que des malades ont été dispensés du cathétérisme malgré leur résidu vésical assez élevé, parce que leur état de santé était excellent.

CHAPITRE V

INDICATIONS DE LA PROSTATECTOMIE

Les indications de la prostatectomie sont complexes et difficiles à poser. Il est cependant un certain nombre de cas dans lesquels l'opération semble nettement contre-indiquée ; d'autres, au contraire, pour lesquels elle s'impose ; enfin, il en existe quelques-uns qui laissent libre le champ de la discussion. Nous exposerons donc dans ce chapitre ces différentes questions, et nous terminerons par un rapide parallèle entre les deux procédés actuels de prostatectomie.

§ 1. — CAS OÙ L'OPÉRATION SEMBLE CONTRE-INDIQUÉE

Les contre-indications opératoires du prostatisme se rapportent tout d'abord à l'âge et à la résistance du sujet. D'une façon générale plus un malade sera vieux, plus les chances de réussite seront minimes. La résistance des sujets est également très importante : les organismes affaiblis, débilités, seront éloignés de la table d'opération. Ces règles souffrent quelques exceptions et M. Rafin a opéré un homme de 81 ans (obs. IX), mais très robuste, qui lui a donné d'excellents résultats.

Une autre contre-indication est fournie par la période de la maladie. Les prostatiques qui appartiennent à la phase dite de congestion ne doivent pas courir les risques d'une opératic . parce qu'ils peuvent être considérablement améliorés, et quelquefois même guéris, par une bonne hygiène et des cathétérismes réguliers. Si cependant ceux-ci étaient trop difficiles et amenaient des rechutes fréquentes, il y aurait là une indication opératoire.

Enfin, il y a toute une classe de malades que l'on ne doit pas toucher, ce sont ces dysuriques dont la prostate est néoplasique. La pr statectomie est interdite aux cancéreux, et nous dirons un peu plus loin le traitement que l'on peut leur appliquer.

§ 2. — CAS OÙ L'OPÉRATION SEMBLE INDIQUÉE

Ce sont surtout, mais non exclusivement, les sujets jeunes, bien portants, qui ne veulent pas recourir au cathétérisme et qui appartiennent à la deuxième période de la maladie, c'est-à-dire sont des rétentionnistes non distendus. Chez ces prostatiques, malgré les risques qu'ils peuvent courir de perdre leurs fonctions génitales, l'opération ne peut avoir qu'un effet salutaire. Mais, ici encore, on peut subdiviser cette catégorie de malades en deux groupes. Le premier comprendra les sujets auxquels les conditions sociales peuvent permettre des soins nombreux et un cathétérisme aisé et régulier : à ces personnes-là, on pourra se contenter, comme dit M. Rafin, « d'offrir » la prostatectomie. Mais pour les malades du deuxième groupe, l'opération, au contraire, s'imposera. Seront compris dans cette classe, tous les sujets peu fortunés, obligés de travailler de leurs mains (ouvriers, campagnards), tous ceux qui sont maladroits ou peu soigneux de leur personne, tous ceux encore qui sont difficiles à sonder ou dont le cathétérisme est hémorragique ou pyrétogène, enfin les calculeux.

En somme, on peut dire que la deuxième période de l'affection est le moment de choix pour pratiquer la prostatectomie.

§ 3. — Cas où les avis sont partagés

Dans les paragraphes précédents, nous n'avons envisagé que les malades des deux premières périodes ; voyons maintenant ceux de la troisième, c'est-à-dire les rétentionnistes distendus. Et tout d'abord, une première distinction s'impose, les distendus aseptiques et les infectés.

Pour les malades aseptiques, on peut se trouver dans l'alternative suivante : on les opérer d'emblée, ou après avoir évacué lentement et progressivement leur vessie. La prostatectomie d'emblée, proposée surtout par M. Nicolich, acceptée également par M. Pauchet, s'adresse à des malades qui ne souffrent pas, qui ne sont nullement en danger et qui laissent au chirurgien tout le temps voulu pour réfléchir. M. Nicolich aurait obtenu par cette opération d'emblée d'excellents résultats, tandis que sur dix malades traités préalablement par le cathétérisme régulier, il aurait eu cinq morts rapides et quatre morts quelques mois après.

M. Rafin, jusqu'à maintenant, continue à opérer après préparation ses distendus en rétention aseptique. Sur six malades prostatectomisés dans ces conditions (obs. V, XII, XV, XVI, XXI et XXV), un d'entre eux présente actuellement des urines et un état général qui laissent beaucoup à désirer; un autre est mort, mais c'était un cancéreux (obs. XXV). Comme on le voit, les résultats obtenus par notre maître ne se présentent pas sous un jour aussi sombre; et, sans aller à l'encontre des opinions de M. Nicolich, nous croyons que les distendus peuvent être opérés dans les conditions acceptées par M. Rafin. La prostatectomie, après évacuation lente de la vessie, a pour elle l'avantage de permettre aux malades de se fortifier et de supporter plus facilement l'opération; c'est le cas de l'observation XII. Mais elle a aussi l'inconvénient de nécessiter un traitement long, pas toujours possible, et qui expose les sujets. En présence d'un rétentionniste distendu, aseptique, on devra donc, avant d'opter en faveur de l'une ou l'autre méthode, tenir compte du milieu où l'on se trouve, de l'état du malade et de la facilité plus ou moins grande à pratiquer le cathétérisme aseptique.

Reste maintenant la deuxième catégorie : les distendus infectés. Chez eux, il ne faut pas songer à pratiquer la prostatectomie d'emblée. Quant à l'opération après préparation, elle peut encore donner des résultats favorables, lorsque les malades ne se présentent pas au chirurgien dans un état général trop mauvais. Mais si l'organisme est déjà trop atteint et si le cathétérisme régulièrement pratiqué n'améliore pas leur état général ou local, quelle conduite doit-on tenir? La prostatectomie reste très dangereuse; il sera parfois préférable de continuer le cathétérisme plutôt que d'exposer le malade aux risques opératoires. Il appartient au chirurgien d'étudier pour chaque cas particulier la résistance du malade et les chances de succès.

M. André (de Nancy) pense que l'on peut soumettre ces malades à la cystostomie préalable pour intervenir ensuite par la prostatectomie secondaire. Cette conduite peut assurément donner de bons résultats; mais, d'une façon générale, si le cathétérisme régulier peut être assuré, M. Rafin croit que celui-ci expose moins les malades et leur donne des chances de survie plus grandes.

Ce traitement pourrait également s'appliquer à ces formes latentes de cancer de la prostate et dans lesquelles le diagnostic reste en suspens. Celui-ci une fois confirmé par la persistance du mauvais état général, le maintien des urines sales, les malades seraient abandonnés à l'évolution de leur tumeur. Mais s'il était infirmé au contraire par le relèvement des forces, la prostatectomie secondaire s'imposerait.

§ 4. — VALEUR RESPECTIVE DES DEUX PROCÉDÉS OPÉRATOIRES

Bien que l'étude que nous avons entreprise porte sur la prostatectomie périnéale, il nous paraît indiqué cependant d'établir en quelques mots un parallèle entre les deux procédés opératoires qui se disputent actuellement les suffrages des chirurgiens: la prostatectomie périnéale et la prostatectomie sus-pubienne. M. Rafin n'ayant jamais pratiqué cette dernière opération, nous ne pourrons baser notre opinion sur des observations personnelles : nous nous servirons de celles qui ont été publiées.

Au point de vue de la gravité, il est incontestable, jusqu'à maintenant du moins, que l'opération faite par la voie basse est moins dangereuse : toutes les statistiques s'accordent pour reconnaître la moindre mortalité opératoire de la prostatectomie périnéale.

D'autre part, on reproche à la voie basse la blessure toujours possible du rectum, les fistules secondaires, quelquefois même un certain degré d'incontinence urétrale et enfin, le plus souvent, la perte des fonctions génitales, toutes complications qui sont naturellement évitées par la méthode de Freyer. Au cours de notre travail, nous avons suffisamment insisté sur chacun de ces points et nous n'y reviendrons pas ici ; disons cependant que tous ces arguments ont une réelle valeur et méritent d'être tenus en considération.

Mais en revanche, nous pouvons retourner contre l'opération transvésicale un argument dont il faut tenir compte : c'est la non-possibilité pour le chirurgien d'extraire la prostate. Loumeau s'est trouvé quatre fois sur dix dans cette situation : on est alors obligé de renoncer à l'opération, parce qu'on ne peut décoller les lobes latéraux ou faire une prostatectomie partielle en enlevant le lobe médian seulement, et encore quand il existe.

Pour conclure, nous dirons que la prostatectomie périnéale est une opération moins grave, mais plus difficile à effectuer. Faite par des mains expérimentées, elle donne le plus souvent d'excellents résultats. La prostatectomie sus-pubienne, au contraire, est plus grave, mais plus à la portée de la majorité des chirurgiens ; elle sera, d'autre part, indiquée lorsque par le toucher rectal on aura senti une très grosse prostate facilement énucléable, ou que l'examen cystoscopique aura révélé l'existence d'un lobe médian ou la présence d'un gros calcul.

CHAPITRE VI

TECHNIQUE OPÉRATOIRE

Nous serons très bref pour ce qui concerne ce chapitre, car notre maître a continué à opérer ses malades selon la technique qu'il avait adoptée précédemment et qui est exposée tout au long dans la thèse de Faÿsse. Nous nous bornerons donc à énumérer les différents temps de l'opération en insistant seulement sur quelques points particuliers.

Premier temps : Incision des téguments. Découverte et isolement du bulbe. Section du raphé ano-bulbaire.

Deuxième temps : Découverte du muscle recto-urétral.

Troisième temps : Décollement recto-prostatique.

Quatrième temps : Incision et décollement de la capsule. Incision de l'urètre.

Il est indispensable d'inciser l'urètre prostatique et cela pour différentes raisons. La brèche ainsi pratiquée permet d'introduire le doigt dans l'urètre et de sentir ainsi le lobe médian, quand il existe et quand il n'a pas été au préalable constaté par l'examen cystoscopique ; on l'énuclée alors par cette ouverture. On peut ensuite, avec le doigt laissé en place, se rendre compte si l'ablation des lobes latéraux a été complète, par l'appréciation de l'épaisseur de la paroi urétrale, doublée d'une plus ou moins grande quantité de la glande prostatique.

Cinquième temps : Extirpation de la prostate.

Chacun des deux lobes est enlevé séparément en une seule pièce ou par morcellement, lorsqu'on ne trouve pas de plan de clivage. Dans certains cas mêmes, on est obligé de sculpter l'urètre.

Sixième temps : Drainage cysto-périnéal et sonde à demeure. L'introduction de la sonde après l'opération peut présenter de très réelles difficultés; aussi, est-il avantageux de la placer lorsque la plaie périnéale n'est pas encore fermée : on peut ainsi la conduire jusque dans la vessie. Quant à la restauration de la brèche urétrale, elle est tombée en désuétude, ou du moins M. Rafin a renoncé à toute espèce de suture de l'urètre en raison de la difficulté et de l'inutilité de ce temps opératoire.

Septième temps : Toilette de la plaie. Pansement.

Remarques. — 1° Hémorragie : La quantité de sang qui s'écoule pendant l'opération est toujours assez considérable. C'est une hémorragie en nappe qui cède, le plus souvent, aux irrigations chaudes. Dans certains cas cependant (5 fois sur 25), nous avons pu observer un écoulement sanguin qui, par son abondance et sa persistance, a pu devenir inquiétant. Il faut pratiquer un tamponnement énergique avec des mèches de gaze introduites dans la plaie et, quelquefois même (obs. II et X) laisser des pinces à demeure, qui seront enlevées au bout de quarante-huit heures. Le plus souvent, aucune ligature n'est nécessaire. Il n'est aucunement utile d'imbiber les mèches d'une substance hémostatique quelconque.

2° Déchirure du rectum : Cet accident est grave et il faut y remédier dès qu'il se produit. La brèche est réparée au moyen d'une suture à trois plans. Nous avons observé deux fois cette éventualité. Dans un cas (obs. XIII), l'ouverture siégeait au-dessus du sphincter et était de petite dimension ; la guérison a été parfaite. Dans le troisième cas (obs. XIII), la suture n'a pas tenu ; d'ailleurs, le malade a succombé quelques jours après l'opération, de pyélo-néphrite suppurée bilatérale ancienne.

On [1] a signalé encore comme autres incidents opératoires la blessure de la vessie et l'ouverture du cul-de-sac péritonéal ; nous n'avons, pour notre part, jamais observé de faits semblables.

---

[1] Faysse. Thèse de Lyon, 1904.

CHAPITRE VII

SOINS CONSÉCUTIFS

Les soins que l'on doit aux malades qui ont subi la prostatectomie doivent être envisagés d'abord pendant la période de traitement à l'hôpital, puis, beaucoup plus tardivement, lorsque ces malades ont repris chez eux leurs occupations habituelles.

§ 1. — SOINS IMMÉDIATS

Ces soins immédiats sont ceux que l'on doit à tout opéré, mais il faut songer en outre à deux points particuliers à ces malades, c'est que, d'une part, ils sont âgés et que, de plus, ils ont été soumis, au cours de l'opération, à une spoliation sanguine assez considérable. Il sera donc nécessaire, peu de temps après leur réveil, de remonter leur tension artérielle par une injection de sérum artificiel (1 litre environ) que l'on renouvellera dans le courant de la journée. Une ou deux piqûres d'éther seront aussi indiquées si le malade présente un état syncopal ou lypothymique. On veillera au bon fonctionnement de la sonde et l'on évitera, par des lavages, son oblitération par des caillots.

Les opérés étant le plus souvent constipés, il faut

songer à les faire aller à la selle, le plus tôt possible, par une purgation qu'on administre généralement le troisième jour.

Les mèches et le drain périnéal ne sont laissés en place que quarante-huit heures. Quant à la sonde, le moment le plus favorable pour l'enlever varie du dixième au douzième jour. Cependant, si l'on se reporte à nos observations, on remarque que fréquemment elle est retirée beaucoup plus tôt. Le but de la sonde à demeure, en effet, est d'assurer, après l'opération, l'évacuation de la vessie et de permettre les lavages. Aussi, dès qu'elle se bouche ou qu'elle se brise dans le canal, elle devient un instrument dangereux et *il est urgent de la supprimer sans retard*, si l'on ne veut pas s'exposer à voir apparaître les accidents que nous avons observés deux fois.

Deux malades (obs. VII et XXI) ont présenté, l'un, un accès franc de fièvre urineuse, l'autre, un état général extrêmement grave pendant plusieurs jours, avec des vomissements et une élévation de la température, à la suite des faits que nous venons de mentionner : brisure de la sonde dans le canal ou son obturation par des caillots.

Enfin, nous terminerons cette énumération des soins immédiats en disant que l'on doit faire aux opérés quotidiennement deux lavages vésicaux.

Quant à l'alimentation, c'est le régime habituel.

§ 2. — SOINS TARDIFS

C'est généralement lorsque la plaie périnéale est entièrement cicatrisée, que l'on donne aux malades leur « exeat ». Mais, contrairement à la plupart des autres opérés, ceux-ci méritent d'être suivis, même après leur sortie de l'hôpital, et le chirurgien doit chercher surtout à connaître le nombre des mictions diurnes et nocturnes, la quantité et la qualité des urines émises. Si celles-ci demeurent troubles, si le malade présente, comme cela arrive quelquefois, un peu de résidu, il devient nécessaire de faire quelques lavages vésicaux à l'eau boriquée d'abord, puis nitratée.

Les opérés présentent, dans certains cas, des difficultés pour uriner par suite des irrégularités post-opératoires de leur canal. Certains même, comme nous l'avons montré dans les résultats cliniques, ont un peu de sténose urétrale. Chez ces malades il sera utile de dilater ou de calibrer leur canal progressivement par le passage de quelques bougies Béniqué.

Comme on s'en rend compte, il est très important de suivre les opérés après leur sortie de l'hôpital. Nous avons déjà, dans le courant de nos observations, fait connaître les derniers renseignements pris sur les malades qui nous intéressent tout spécialement ; nous allons maintenant faire connaître ceux que nous avons réussi à avoir sur les malades plus anciennement opérés.

CHAPITRE VIII

RÉSULTATS ÉLOIGNÉS DE LA PREMIÈRE SÉRIE DE PROSTATECTOMIES

En terminant la première partie de ce travail, nous disions qu'il fallait suivre les malades après leur sortie de l'hôpital. Il est très important, en effet, de savoir ce qu'ils sont devenus, car c'est surtout par la constatation des résultats éloignés que l'on peut se rendre compte de la valeur réelle d'une opération.

Les malades dont nous allons nous occuper maintenant constituent la première série des vingt-cinq cas de prostatectomie périnéale pratiquée par M. Rafin, et dont les observations ont paru *in extenso* dans la thèse de Faÿsse. La première de ces opérations remonte au 14 janvier 1903 et la dernière au 12 janvier 1904. Plus de trois années se sont donc écoulées depuis la première de ces opérations, et deux depuis la dernière. Il nous a paru intéressant de rechercher ce qu'étaient devenus ces malades qui, du reste, n'ont jamais été complètement perdus de vue.

Ces vingt-cinq prostatectomies avaient donné deux décès opératoires (obs. IX et XXIV)[1], soit une mortalité de 8 %. D'autre part, un de ces malades n'a pu être retrouvé, ce qui porte à vingt-deux le nombre des prostatectomisés anciens sur lesquels nous allons fournir des renseignements. Nous étudierons tout d'abord la cause des différents décès qui se sont produits; nous passerons ensuite aux résultats proprement dits, chez les opérés qui survivent.

A. — Mort accidentelle : 1 cas.

Cause : suicide (obs. II).

B. — Morts d'affection intercurrente : 6 cas.

1er cas. Cause : pneumonie (obs. VI) 7 mois après l'opération. Allait bien au point de vue urinaire (Dr Lacroix, de Saint-Sorlin).

2e cas. Cause : congestion pulmonaire (obs. XIX) 6 mois après l'opération. Le malade n'était nullement incommodé du côté de son appareil urinaire. Gros disque d'albumine quelques jours avant sa mort (Dr Roche).

3e cas. Cause : tuberculose (obs. XIII) 2 ans et 10 mois après l'opération; ganglion suppuré du cou. Rien du côté urinaire (Dr Chatelux, de Lyon).

4e cas. Cause : cancer du pylore (obs. XXII) 1 an 1/2 après l'opération. Appareil urinaire non intéressé (Dr Castin, de Montdevergue, Vaucluse).

5e cas. Cause : accidents cardio-pulmonaires (obs. XV) 2 ans et 4 mois après l'opération. « Embolies pulmonaires avec infarctus pulmonaires. Épanchement pleural purulent.

---

[1] Nous avons conservé ici, pour les observations, les numéros de la thèse de Faÿsse.

Mort en asystolie. A aucun moment, on n'a eu à se préoccuper de la prostate. Pas de dysurie; urine claire. » (Dr Chirat.)

6e cas. Cause : probablement infection rénale (obs. XIV) 1 an après l'opération. Le malade, sondé avant sa mort, présentait une urine trouble. Il avait, avant l'opération, de l'infection rénale; celle-ci a dû jouer un rôle dans les phénomènes morbides qui ont entraîné la mort (Dr Maurice).

C. — Morts d'affections prostatiques : 2 cas.

1er cas. Cancer de la prostate : 1 cas (obs. I). 11 mois après l'opération. Autopsie : cancer prostatique avec gros noyaux de généralisation au foie.

2e cas. Tuberculose de la prostate : 1 cas (obs. V). 6 mois 1/2 après l'opération. Le Dr Berthier, de Roanne, qui vit le malade la veille de sa mort, lui trouva des signes d'urémie.

Ces deux malades avaient été opérés parce qu'ils présentaient les signes habituels de l'hypertrophie prostatique. Chez le premier, le cancer fut nettement la cause de la mort. Chez le second, la tuberculose n'apparaît pas comme la cause certaine de la mort; et la pathogénie des accidents qui ont emporté le malade n'est pas tout à fait éclaircie.

D. — Morts en rapport avec le prostatisme et l'infection : 3 cas.

1er cas (obs. XX). 8 mois après l'opération, d'infection rénale. Lorsque le malade subit la prostatectomie, il était atteint de rétention chronique incomplète avec infection et néphrite ascendante. Après l'opération, il présenta de l'incontinence et un résidu de 100 grammes environ. Le diagnostic histologique était : « fibro-adéno-épithéliome avec réserves au sujet de la possibilité d'une évolution ultérieure maligne ».

2e cas (obs. X). 10 mois après l'opération, à la suite d'une crise de rétention rénale. C'était un rétentionniste complet depuis trois ans, et portait une sonde à demeure depuis un an. Il fut lithotritié six mois après avoir subi la prostatectomie.

3e cas (obs. VIII). 2 ans après l'opération. C'était aussi un rétentionniste complet depuis trois ans; il avait de plus été cystotomisé un an avant la prostatectomie.

Quelques mois après celle-ci, on fut obligé de lui faire une lithotritie.

Ces deux derniers malades sont donc morts d'infection rénale. Mais ils étaient infectés et porteurs de calculs secondaires au moment de la prostatectomie. Cette dernière opération produisit, néanmoins, une amélioration considérable.

Nous allons maintenant discuter les résultats opératoires éloignés en nous servant de dix opérés qui sont encore en vie. Chez l'un d'entre eux (obs. XVIII), disons-le tout de suite. la prostatectomie n'a donné aucun résultat, mais elle n'a pas eu non plus de conséquence fâcheuse. Il s'agissait d'un homme atteint de sténose urétrale et de rétention complète. La dilatation du rétrécissement n'amenant aucune amélioration, on procéda à l'extirpation totale de la glande prostatique qui n'était d'ailleurs pas augmentée de volume. Le résultat a été négatif. Il n'en est pas de même des neuf autres malades qui tous ont retiré un bénéfice de l'intervention chirurgicale, qui remonte à plus de trois ans pour cinq d'entre eux et à deux ans et quelques mois pour les quatre autres.

Nous avons revu tout récemment six de ces opérés (obs. III, IV, XI, XVI, XVII, XXIII et XXV); un autre (obs. XII) a répondu à notre appel; mais, ne pouvant venir, il a écrit pour donner de ses nouvelles. Enfin, nous avons eu pour le dernier (obs. VII) des renseignements que nous a fournis son médecin, le Dr Berthier, de Meximieux.

Rappelons en quelques mots l'état de ces malades au moment de leur opération. Sur les neuf, étaient en :

Rétention récente avec phénomènes dysuriques antérieurs, 2 (obs. III et IV).

Rétention chronique complète, 1 (obs. VII).

Rétention chronique incomplète, 2 (obs. XII et XVI).

Rétention chronique avec distension, 4 (obs. XI, XVII, XXIII et XXV).

L'état de leurs urines est indiqué par le petit tableau suivant :

Observations.	Avant l'opération.	Après l'opération.
III	Limpide	Limpide
IV	Trouble	Limpide
VII	Trouble	Limpide
XII	Trouble	Louche
XVI	Trouble	Louche
XI	Trouble	Limpide
XVII	Variable	Louche
XXIII	Trouble	Trouble
XXV	Louche	Louche (bactérienne non purulente).

Tous ces malades, sauf un, qui, au dire de son médecin, serait atteint d'un cancer du pylore, sont dans un état général parfait ; leur appétit est bon, leurs selles régulières. Au point de vue local, ils sont également en très bon état ; les mictions sont faciles et l'un d'eux (obs. XVII) urine, dit-il, comme à 20 ans. Le jet est assez fort. Quant aux mictions nocturnes, leur nombre varie de 1 à 4 ; disons même, tout de suite, qu'un des malades (obs. XI) prétend ne point se lever la nuit pour uriner : c'est là un résultat très appréciable et qui paraît définitif, puisque l'opération date de plus de trois ans.

En ce qui concerne l'évacuation vésicale, aucun n'a recours à la sonde : deux d'entre eux (obs. XVII et XXV) ont encore un résidu assez élevé (de 100 à 120 gr.), mais sans inconvénient pour leur santé.

Aucun n'est atteint d'incontinence ; un des malades, qui en a présenté pendant près de huit mois est actuellement complètement guéri de cette complication.

Enfin disons, pour terminer, qu'un des opérés, qui avait déjà subi une cystostomie et une opération de Bottini, et qui est porteur encore maintenant d'une fistule urétro-rectale consécutive à la prostatectomie, supporte avec sérénité cette infirmité et refuse toute espèce d'opération autoplastique : son état général reste d'ailleurs parfait.

CONCLUSIONS

I. Les nouvelles observations de prostatectomie périnéale que nous apportons confirment les conclusions énoncées par les auteurs, et il en
résulte que cette opération doit rester définitivement dans la pratique chirurgicale.

II. Les prostates qui ont été enlevées présentent une
grande variété anatomique : il importe d'être
prévenu que certains néoplasmes prostatiques,
au début, empruntent la physionomie clinique
du prostatisme habituel.

III. La prostatectomie périnéale reste une opération
d'une gravité modérée, à la condition d'être
pratiquée chez des sujets assez résistants et
dont les lésions rénales ne sont pas trop avancées.

IV. Dans la très grande généralité des cas, la prostatectomie périnéale a permis la suppression
définitive du cathétérisme. Chez les cancéreux
latents, les résultats sont généralement mauvais : cette dernière catégorie devra être dé-
pistée avec soin.

V. En présence d'un prostatique rétentionniste, on
devra tenir compte de divers facteurs avant
« d'offrir » ou de conseiller avec plus ou moins
d'insistance l'opération radicale :

a) L'âge même avancé ne constitue pas une contre-indication absolue, quand le malade est assez résistant.

b) Les prostatiques à la première période avec dysurie sans rétention, ou atteints de rétention aiguë, ne devront être soumis à la prostatectomie que si la dysurie devient exceptionnellement pénible, ou si les rechutes sont trop fréquentes et s'accompagnent de grandes difficultés de cathétérisme.

c) Les prostatiques cancéreux devront être éloignés de la table d'opération.

d) La prostatectomie est formellement indiquée quand la rétention est définitivement constituée. Elle devient une nécessité absolue quand les malades sont hors d'état de se donner les soins nécessaires, ou que le cathétérisme est douloureux, difficile, hémorragique, pyrétogène.

VI. La présence d'un calcul chez les prostatiques constitue une bonne indication opératoire.

VII. En ce qui concerne les prostatiques de la troisième période (grands distendus), il est difficile de dire actuellement laquelle des deux méthodes est préférable, ou de l'intervention d'emblée, ou du cathétérisme évacuateur préalable. On tiendra compte d'éléments contingents : difficultés de cathétérisme, impossibilité d'une évacuation lente faite dans les conditions exigées

VIII. Il sera parfois légitime, surtout dans certaines conditions de milieu, de pratiquer la cysto-stomie d'urgence pour intervenir secondaire-ment par la prostatectomie, s'il y a lieu.

IX. Les observations apportées dans ce travail ne permettent pas d'apprécier les deux sortes de prostatectomie : la périnéale et l'hypogastrique. Elles constituent seulement des documents pour établir un terme de comparaison.

X. En ce qui concerne les résultats des 25 anciens opérés, il convient de faire la part des affec-tions intercurrentes qui entraînent un contin-gent important de mortalité en rapport avec l'âge ; ensuite, celles des affections rénales anciennes qui, bien que permettant des amé-liorations passagères notables, constituent tou-jours une menace pour l'avenir. Ces cas éli-minés, il reste une proportion relativement importante de sujets chez lesquels le bénéfice de la prostatectomie semble définitif.

INDEX BIBLIOGRAPHIQUE

Avril 1904. — Avril 1906.

1904

Poussou. — Sur l'extirpation de la prostate hypertrophiée. Soc. chir., Bordeaux.

Rafin. — Résultats de la prostatectomie. Soc. nat. de méd. de Lyon.

Rafin. — Nouvelles observations de prostatectomie périnéale. Soc. nat. de méd. de Lyon.

Voiselle. — Prostatectomie périnéale. Thèse de Paris.

1904-1905

Whiteside. — Some untoward results of perineal prostatectomy. (Ann. Urol. N. Y.)

1905

Albarran. — Indications de la prostatectomie. Assoc. franç. d'urol.

Asdré. — De la prostatectomie secondaire à la cystostomie. (Ann. d. mal. org. gén.-urin.)

Ball. — Conservative perineal prostatectomy. (Med. Press a. Circ., Lond.)

Barker (M.-R.). — Some questions of interest to the general practitioner regarding prostatectomy. (Med. Brief, St-Louis, XXXIII, 497-500.)

Barker (M.-R.). — Is prostatectomy the cause of the enuresis that sometimes follows this operations ? (Med. Brief, St-Louis, XXXIII, 611-614.)

BAUBY. — Cure radicale de l'hypert. prost. par la prostatect. (Arch. méd. de Toulouse.)

BERRY (V.). — Perineal prostatectomy. (Oklahama M. News Jour.)

BISSELL (J.-B.). — The indications of prostatectomy. (Ann. J. dermat. a. gen. urin. Dis., St-Louis, IX, 19-21.)

BRIN. — A propos de la prostatectomie. Assoc. franç. d'urol., Paris.

CARLIER. — Prostatect. transvésicale. (Echo méd. du Nord, Lille.)

CATHELIN (F.). — Procédé mixte de prostatectomie totale, méthode périnéo-sus-pubienne. (Tribune méd., Paris.)

CHARRASSE. — Indications réciproques du cathét. et de l'intervention chirurgicale dans l'hypertrophie prostatique. Thèse de Lyon.

CZERNY. — Ueber Prostatectomie. (Arch. f. klin. Chir., Berl.)

DELBET (F.). — Traitement de l'hypertrophie de la prostate et valeur de la prostatectomie périnéale. Assoc. franç. d'urol., procès-verbal, 1904, Paris.

DELORE et COTTE. — Prostatectomie transvésicale. (Lyon médical.)

DESNOS (E.). — Sur la prostatectomie. Assoc. franç. d'urol.

ERDMANN (J.-F.). — Prostatectomy in emergency cases. (Med. News, N.-Y.)

ESCAT (J.) et PROUST. — Indications et valeur thérapeutique des prostatectomies. Rapport Assoc. franç. d'urol.

FOWLER (G.-R.). — The technic of perineal prostatectomy. (Med. News, N.-Y.)

FRANK (J.). — Perineal prostatectomy. (Ann. Surg. Phil.)

GAYET. — Prostatectomie. (Lyon médical.)

HAGNER (F.-R.). — A metallic tube for continuous irrigation for use after prostatectomy. (Wash. M. Ann., IV, 62-65.)

HAMONIC (P.). — Ma statistique opératoire de la prostatectomie; mes résultats éloignés. Assoc. franç. d'urol., procès-verbal, 1904, Paris.

HARRISON (R.). — Prostatectomy. (Med. Rec., N.-Y., LXVII, 729-731.)

HAYNES (W.-D.). — Prostatectomy. (Lancet clinic., Cincin.)

HAGESCO. — Sur la prostatectomie. Assoc. franç. d'urol., procès-verbal, 1904, Paris.

Küss (G.). — Prostatectomie périnéale, résultats opératoires anatomiques. (Bull. et mém. Soc. anat. de Paris, LXXX, 521-528.)

Küss (G.). — Prostatectomie hypogastrique ; résultats opératoires anatomiques. (Bull. et mém. Soc. anat. de Paris, LXXX, 438-442.)

LEQUEX. — Résultats de la prostatectomie. Assoc. franç. d'urol., procès-verbal, Paris, 1904.

LEQUEX. — Guérison complète par la prostatectomie périnéale d'une rétention complète de dix-sept ans. (Bull. et mém. Soc. anat. de Paris, LXXX, 863.)

LE FUR (R.). — Des méthodes conservatrices et de la prostatectomie dans le traitement des prostatiques. Assoc. franç. d'urol., procès-verbal, 1904, Paris.

LOUMEAU (E.). — Prostatectomie périnéale par la méthode de Young. (Gaz. hebd. de la Soc. méd. de Bordeaux, XXVI, 354-358.)

LOUMEAU (E.). — Prostatectomie sus-pubienne du lobe médian. (J. de méd. de Bordeaux, XXXV, 545.)

LOUMEAU (E.). — De la prostatectomie totale par la voie sus-pubienne. Assoc. franç. d'urol., procès-verbal, 1904, Paris. VIII, 311-319.

MALHERBE (A.). — Note sur sept opérations de prostatectomie. Assoc. franç. d'urol.

MC KINNON (A.-J.). — Suprapubic prostatectomy. (Med. News., N.-Y.)

NICOLICH. — Traitement des prostatiques en rétention incomplète chronique aseptique avec dilatation de la vessie. (Ann. gén.-urin.)

OCHSNER (A.-J.). — Important points in the technic of perineal prostatectomy. (Internat. J. Surg., N.-Y., XVIII, 197.)

PAUCHET. — Résultats éloignés de la prostatectomie. (Ann. Soc. méd. ch. Liège.)

PAUCHET. — Prostatectomie périnéale pour hypertrophie de la prostate. Assoc. franç. d'urol., procès-verbal, 1904, Paris, VIII, 250-281.

PROUST. — Prostatectomie transvésicale. (Bull. et mém. Soc. anat., Paris.)

RAFIN. — Prostatectomie périnéale pour hypertrophie prostatique. Assoc. franç. d'urol., procès-verbal, 1904, Paris, VIII, 286-292.

RAVISINI. — Prostatectomia totale transvesicale per l'ipertrofia secondo Freyer. (Clin. chir., Milano, XIII, 295-306.)

REBOUL. — Prostatectomies périnéales pour hypertrophies prostatiques. Assoc. franç. d'urol., procès-verbal, Paris, 1904, VIII, 320-324.

ROCHET. — Les fistules urétro-rectales consécutives à la prostatectomie périnéale. (Ann. des mal. org. gén.-urin., Paris, II, 1383.)

ROCHET. — De la réparation de l'urètre après la prostatectomie périnéale. (Arch. prov. de chir., Paris.)

RUGGLES (E.-W.). — The cause of incontinence as a sequel of prostatectomy. (Ann. Surg., Phil., XLI, 358-364.)

SCHLESINGER (A.). — Ueber Prostatektomia. (Deutsche med. Wochenschr., Leipz. u. Berl., XXXI.)

TEXO. — Prostatectomia partialis ignea oder Bottinische operation. (Monatsl. f. Urol. Berl., X, 260-277.)

TUFFIER. — A propos de la prostatectomie. (Bull. et mém. Soc. chir., Paris.)

VERHOOGEN (J.). — Ueber Prostatectomie. (Centralbl. f. d. krankf. d. Harn. u. Sex.-org., Leipz., XVI, 353-363.)

VERHOOGEN (J.). — Sur la prostatectomie. Assoc. franç. d'urol., 1904, Paris.

VIGNARD et BARLATIER. — Prostatectomie. (Bull. Soc. chir., Lyon; Lyon médical.)

WATSON (F.-S.). — Some anatomical points connected with the performance of prostatectomy; with remarks upon the operative treatment of prostatic hypertrophy. (Ann. Surg. Phil., XLI. 507-519.)

Wnite (G.-R.). — Perineal prostatectomy for hypertrophy. (Georg. Pract., Savannah.)

Yvert (A.). — Considérations prat. et clin. sur la prostatectomie périnéale. (Rev. prat. des mal. des org. gén.-urin., Paris.)

Young. — Conservative perineal prostatectomy ; a report of fifty cases. (J. Ann. M. Assoc., Chicago, XLIV, 337-346.)

1906

Frisch et Zuckerkandl. — Handbuch der Urologie, Bd. III, Wien.

Papadopoulos (A.). — L'opération de Freyer ou prostatectomie totale par la voie sus-pubienne. (Ann. mal. des org. gén.-urin., n° 6.)

Pauchet. — Prostatectomie périnéale. Assoc. franç. d'urol., procès-verbal, 1905, Paris.

Rafin. — Prostatectomie périnéale. Assoc. franç. d'urol., procès-verbal, 1905, Paris.

Tuffier. — Traitement de l'hypertrophie de la prostate. Rapport au XV° Congrès intern. de méd., Paris.

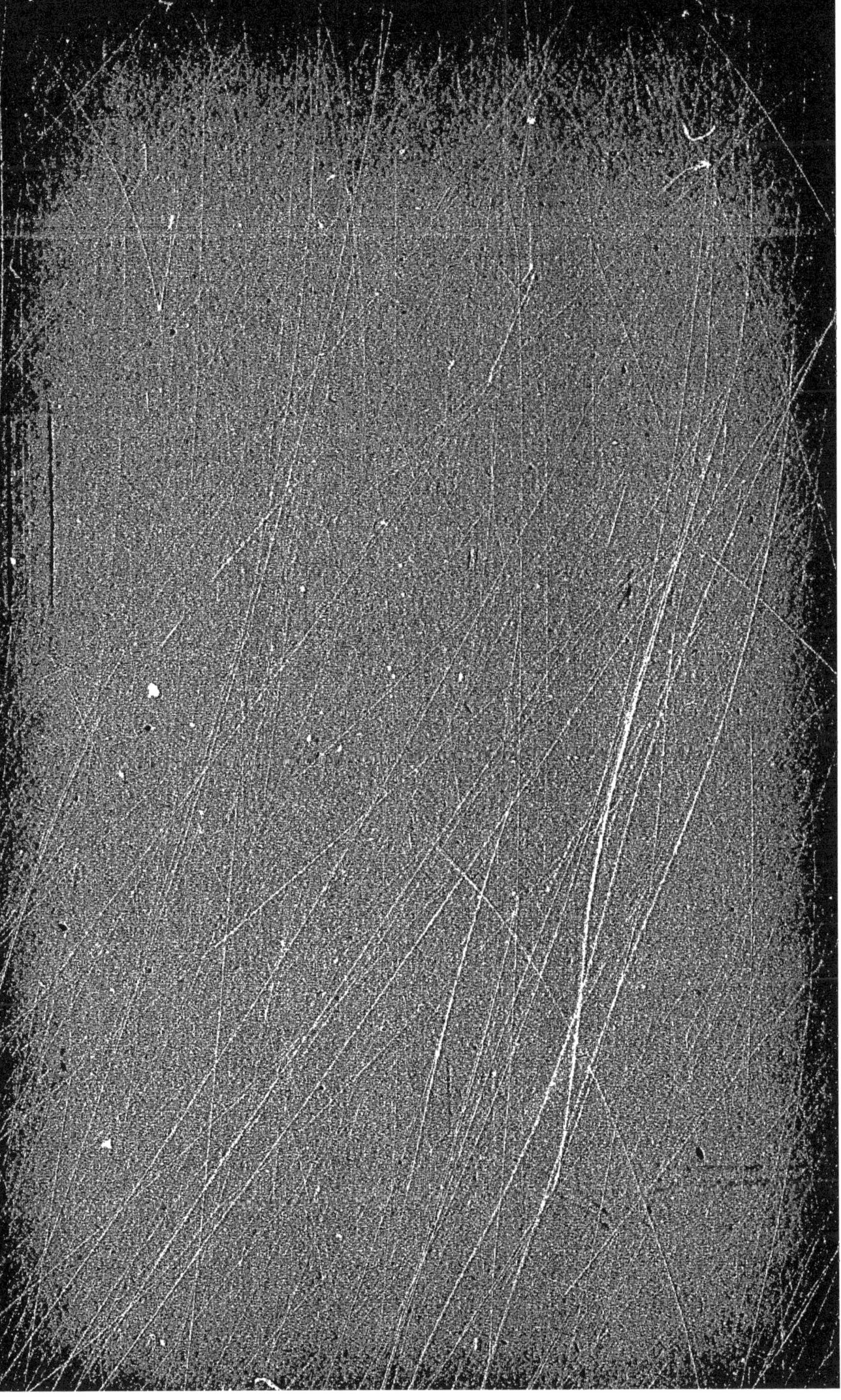

9 782016 132050